A Cura Que Vem do Coração

Mehmet Oz
com Ron Arias e Lisa Oz

A Cura Que Vem do Coração

UM BRILHANTE CIRURGIÃO CARDIOVASCULAR
EXPLORA O PODER DA MEDICINA COMPLEMENTAR

Prefácio
DEAN ORNISH

Tradução
PAULO CESAR DE OLIVEIRA

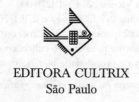

EDITORA CULTRIX
São Paulo

Título do original:
Healing from the Heart

Copyright © 1998 Mehmet Oz.

Publicado mediante acordo com a Dutton Plume, uma divisão da Penguin Putnam Inc.

Todos os direitos reservados. Nenhuma parte deste livro pode ser reproduzida ou usada de qualquer forma ou por qualquer meio, eletrônico ou mecânico, inclusive fotocópias, gravações ou sistema de armazenamento em banco de dados, sem permissão por escrito, exceto nos casos de trechos curtos citados em resenhas críticas ou artigos de revistas.

O primeiro número à esquerda indica a edição, ou reedição, desta obra. A primeira dezena à direita indica o ano em que esta edição, ou reedição, foi publicada.

Edição	Ano
1-2-3-4-5-6-7-8-9-10	00-01-02-03-04-05

Direitos de tradução para a língua portuguesa
adquiridos com exclusividade pela
EDITORA CULTRIX LTDA.
Rua Dr. Mário Vicente, 374 — 04270-000 — São Paulo, SP
Fone: 272-1399 — Fax: 272-4770
E-mail: pensamento@cultrix.com.br
http://www.pensamento-cultrix.com.br
que se reserva a propriedade literária desta tradução.

Impresso em nossas oficinas gráficas.

Aos professores em todas as suas formas: nossos pais, colegas, pacientes e filhos.

Sumário

Prefácio pelo dr. Dean Ornish 9
Prólogo: Borda Cortante 15

1. A Biologia de um IM 25
2. Reduza a Velocidade e Tenha Cuidado com os Unicórnios ... 48
3. Alta Tecnologia, Nenhuma Tecnologia 64
4. Crusoe Chama 83
5. O Homem Arco-íris 100
6. Lições de Wat Po 113
7. Fazendo Ondas 124
8. Vontade Espiritual 144
9. Escolhas 158
10. Cura Universal 170

Epílogo 176
Literatura Citada 192
Leituras Adicionais 195
Centros de Tratamento 199
Agradecimentos 202

Nota do Autor

Embora todas as histórias de caso deste livro sejam baseadas em fatos reais, algumas vezes os nomes dos pacientes foram trocados para proteger sua privacidade.

Prefácio

Mehmet Oz é um médico para o novo milênio: alguém que combina o melhor da medicina alopática ocidental — medicamentos e cirurgia — com a disposição de um explorador para examinar, de forma tolerante e criteriosa, abordagens alternativas de saúde e cura. O dr. Oz é um cirurgião cardiovascular de primeira linha, a epítome da intervenção médica ocidental de alta tecnologia. Ele ajudou a desenvolver métodos para o implante do dispositivo de suporte do ventrículo esquerdo LVAD [*Left Ventricular Assist Device*], um complexo coração mecânico parcial que ajuda a manter os pacientes vivos enquanto estão esperando por um transplante. Ele é tecnicamente competente, mas é mais do que apenas um técnico.

O coração é uma bomba e precisa ser tratado no nível físico. Todavia, o nosso coração é mais do que apenas uma bomba e um verdadeiro médico é mais do que um encanador ou mecânico. Também temos um coração emocional, um coração psicológico e um coração espiritual.

A nossa linguagem reflete esse entendimento. Poetas, músicos, artistas, escritores e místicos de todas as épocas descrevem as pessoas como tendo bom coração ou um coração de pedra, um coração compassivo ou um coração insensível. Acho que estas são mais do que apenas figuras de linguagem.

A cura pode ocorrer mesmo quando a cura física é impossível. A cura, neste segundo sentido, é quando a doença física apresenta uma melhora. A cura, no primeiro sentido, é o processo por meio do qual a pessoa volta a ter saúde.

Quando os corações emocional e espiritual começam a se abrir, a coração físico muitas vezes segue o mesmo caminho. Nos últimos vinte anos, meus colegas e eu começamos a conduzir uma série de estudos científicos demonstrando que, até mesmo no caso de graves problemas coronarianos, o curso da doença pode começar a ser revertido por uma ampla mudança na alimentação e no estilo de vida. Como isso nunca havia sido demonstrado antes, na época em que comecei a fazer essas pesquisas, a maioria dos médicos considerava essas abordagens como sendo pouco convencionais, alternativas e, até mesmo, radicais. Agora essas idéias são amplamente aceitas porque temos sido capazes de documentar a validade científica e a eficácia das referidas abordagens.

Assim como o dr. Oz, creio que o valor da ciência consiste em ajudar-nos a saber o que funciona e o que não funciona, para quem funciona e sob quais circunstâncias. O fato de haver muitas coisas no domínio da medicina alternativa que não foram demonstradas não significa que não valha a pena examiná-las. O verdadeiro cientista – como o dr. Oz – deve ser receptivo a novas idéias e, ao mesmo tempo, conservar certo nível de ceticismo. Conforme afirma ele, apenas com dados sólidos e convincentes pode-se produzir uma mudança fundamental no modo como praticamos a medicina.

Em *A Cura que Vem do Coração*, o dr. Oz compartilha conosco sua jornada de descoberta e aquilo que ele tem aprendido com os seus pacientes: como utilizar a mente e o corpo como um aliado na cura do coração em todos os níveis. Os seus pacientes lhe mostraram os seus diferentes mundos, revelando algo mais profundo do que os seus sintomas físicos, cicatrizes e lesões.

O dr. Oz descreve o modo como seus pacientes, com suas histórias e maneira de falar, começam a abrir o coração para ele, permitindo-lhe ter uma maior compreensão da maneira como suas emoções, atitudes e estado de ânimo influenciam tanto os aspectos físicos das doenças cardíacas como a forma como eles as vivenciam. Por sua vez, o dr. Oz começou a abrir o seu coração para eles e, por meio de seu livro, também para nós. À medida que tanto o dr. Oz como os seus pacientes se ajudaram a ficar mais saudáveis, eles se transformaram em curadores um em relação ao outro.

Aos poucos ele começou a oferecer a seus pacientes mais do que apenas suas habilidades cirúrgicas e conhecimento científico. Quando estão sendo submetidos a uma cirurgia, os pacientes abrem mão de qualquer espécie de controle sobre si mesmos durante a operação. Uma dieta vegetariana, visualização mental, massagens, toque terapêutico, técnicas de relaxamento, aromaterapia e outras modalidades pouco convencionais ajudam muitos deles a relaxar, reduzindo sua percepção da dor depois da cirurgia e apressando a recuperação. Mais importante ainda, essas técnicas ajudam os pacientes a recuperar uma maior sensação de controle da situação, fazendo com que eles se tornem mais ativamente envolvidos em sua cura.

De acordo com o que o dr. Oz descreve, ele e seus pacientes embarcaram juntos em uma jornada de busca. Este livro é o relato dessa jornada e não pretende ser uma avaliação definitiva da medicina complementar ou da medicina alternativa. Ao contrário, ele nos conta de que modo um respeitado médico ortodoxo, um dinâmico cirurgião envolvido com o processo de desenvolvimento da tecnologia médica de ponta, passou a explorar o uso da medicina alternativa com seus pacientes.

Ele pergunta: Por que não podemos ser mais tolerantes com aquilo que não nos é familiar? Por que não podemos adotar uma visão mais receptiva e inquiridora em relação à cura? Por que um maior número de hospitais — depois de testar rigorosamente estas teorias — não oferece abordagens médicas integrais e eficazes para complementar os tratamentos mais convencionais, baseados em medicamentos e cirurgia?

Agora, mais do que nunca, a classe médica precisa de médicos e cientistas que tenham a coragem e a curiosidade de fazer uma ponte entre os dois mundos. Quanto a saber se as pessoas devem ou não utilizar as abordagens da medicina alternativa, a resposta é que elas já o fazem. Um famoso artigo publicado em 1993 pelo dr. David Eisenberg, da Faculdade de Medicina de Harvard, relata que o volume de dinheiro do próprio bolso gasto com a medicina alternativa é maior do que os gastos feitos por particulares com a medicina convencional. Infelizmente, muitos desses tratamentos não foram estudados e, portanto, não tiveram sua eficácia comprovada; alguns podem ser eficazes e outros podem ser destituídos de valor ou, mesmo, prejudiciais. Precisamos de mais pesquisas para elucidar essas questões.

Enquanto isso não acontece, o dr. Oz nos oferece sólidas evidências — baseadas em sua experiência pessoal — do valor que muitas dessas abordagens tiveram para ele e para os seus pacientes. *A Cura que Vem do Coração* nos proporciona a oportunidade de vislumbrar como provavelmente será a medicina do futuro — se tivermos sorte.

— Dr. Dean Ornish
Clínico e Professor de Medicina
Faculdade de Medicina da Universidade da
Califórnia, San Francisco
Presidente e Diretor do
Instituto de Pesquisa em Medicina Preventiva

*Ouça o lamento desta flauta de cana
Murmurando, desde que foi arrancada
De seu juncal, uma melodia
Apaixonada de amor e sofrimento.*

*"O segredo da minha canção, embora próximo,
Não pode ser visto nem ouvido.
Para que um amigo possa compreender o sinal
E fundir sua alma com a minha!*

*Esta é a chama de amor que me incendeia,
Este é o vinho de amor que me inspira.
Para saber como sofrem os amantes,
Ouça, ouça a flauta de cana."*

— A Canção da Flauta de Cana
de Rumi Mevlana, poeta e místico de
Konya, a aldeia natal do meu pai

*Um cirurgião precisa ter os olhos de uma águia,
o coração de um leão,
as mãos de uma mulher,
a delicadeza de um cordeiro,
a paciência de um santo,
e a bexiga de um elefante.*

— da cultura médica,
modificada pelo dr. Bashir Zikria,
Professor de Cirurgia da Universidade de Columbia

Prólogo

Borda Cortante

O coração tem razões que a razão desconhece.

— Blaise Pascal

Respirei fundo, olhei para o peito do homem e gritei: "Lâmina dez!" A instrumentadora cirúrgica colocou apressadamente o cabo do bisturi sobre a palma da minha mão direita. Com minha mão esquerda sentindo a porção média do osso esterno, ergui a lâmina e, com um movimento rápido, cortei a pele ao longo de uma linha imaginária que começava abaixo do queixo do paciente e se estendia até o umbigo. A pele separou-se como se eu estivesse abrindo um zíper, enquanto o tecido gorduroso era empurrado para a superfície e minúsculos filetes de sangue começavam a encher a linha de junção.

Eu havia feito esta mesma incisão em inúmeras outras cirurgias, sempre com uma mistura de concentração e arrebatamento, como se estivesse num estado de transe. Desta vez, porém, a pressão sobre mim e sobre a equipe cirúrgica fizera sentir os seus efeitos. Eu estava prestes a fazer um transplante de coração num homem de 64 anos cujo nome estava nas manchetes dos jornais e em relação ao qual havia uma grande expectativa de que pudéssemos salvar a sua vida.

Enquanto eu cauterizava os capilares que sangravam, imaginei Frank Torre, o homem anestesiado sob as minhas mãos, como o herói da partida entre o Milwaukee Braves e o New York Yankees, no campeonato nacional de beisebol de 1957. Logo antes de Torre marcar seu primeiro ponto no campeonato nacional, ele deve ter se concentrado na bola rápida do lançador com toda a intensidade de um gato prestes a saltar sobre a presa. Ele fez o giro e acertou em cheio a bola, fazendo-a passar por sobre a cerca direita e ajudando o seu time a ganhar o jogo e, posteriormente, o campeonato. Agora seu irmão Joe, técnico dos Yankees, enfrentava um desafio semelhante na tentativa de levar o seu time a conquistar mais um troféu e trazer um segundo título de campeão nacional para a família Torre.

Terminei de fechar o último dos pequenos vasos que estavam sangrando e pedi a serra elétrica, que foi ligada na tomada e passada para mim por seu cabo metálico. "Abaixe os pulmões", ordenei, e o anestesista interrompeu temporariamente a ventilação dos pulmões. Pedi força, e as rotações do motor da serra aumentaram até a velocidade de uma broca de dentista. Usando luvas de látex, delgadas máscaras azuis, gorros e opas, os membros da equipe cirúrgica observavam enquanto eu serrava a parte superior do esterno e, cuidadosamente, descia com a lâmina em direção ao abdômen. Pedi mais força e a serra abriu caminho através do osso como se fosse pinho macio. Meu colega Eric Rose e eu puxamos as metades do osso em direções opostas e o peito se abriu. O coração, contorcendo-se e espremendo-se como um peixe que alguém tivesse acabado de pescar e atirado a um balde, pulsava lenta e debilmente na cavidade torácica aberta.

Embora Frank Torre estivesse condenado a morrer se não recebesse o coração sadio de algum doador, eu, como seu cirurgião, estava otimista quanto às chances de sucesso de um transplante. Eu havia passado a maior parte da minha vida adulta aprendendo a avaliar e a tratar pacientes como Frank. Quatro anos na Universidade de Harvard, quatro anos na Faculdade de Medicina da Universidade da Pensilvânia e, então, mais sete duros anos de treinamento tanto em cirurgia geral como em cirurgia cardiotorácica, no Columbia Presbyterian Medical Center. Todo esse esforço havia me preparado para os milhares de sutis movimentos que as minhas mãos teriam de fazer para retirar o coração doente de Frank e substituí-lo por um órgão sadio.

Felizmente, Frank também estava plenamente preparado. Ele havia treinado duro para enfrentar a provação do transplante — que maltrata o corpo e a mente do paciente — e contara com orientação especializada para fortalecer a determinação e a clareza de propósitos que o haviam ajudado a tornar-se um vencedor no beisebol. Ele estava sendo tratado com equipamentos da mais alta tecnologia, com as mais sofisticadas técnicas cirúrgicas e uma outra dimensão de tratamento médico que é igualmente "de ponta": os cuidados complementares. As terapias complementares incluem abordagens antigas em relação à doença e ao bem-estar que são tão simples quanto os alongamentos da ioga, a meditação, a música, a aromaterapia e o toque terapêutico — ou a cura "energética", na qual as mãos do curador ficam alguns centímetros acima do corpo, sem nunca tocar a pele da pessoa que está sendo tratada. A combinação dessas terapias alternativas com as abordagens ocidentais mais familiares ou "alopáticas" — medicamentos e cirurgia — foi algo tão revolucionário na medicina norte-americana quanto os sensacionais avanços representados pelos transplantes cardíacos que estávamos realizando.

Tomei conhecimento pela primeira vez do drama de Frank Torre numa manhã de verão em 1996. O primeiro telefonema veio de sua família. O irmão mais jovem de Frank Torre, que se chamava Joe e havia perdido um terceiro irmão em decorrência de um ataque cardíaco, alguns meses antes, estava determinado a manter vivo o último irmão que lhe restava. O próprio Frank não queria tomar ciência de sua real condição. Ele tinha medo do que os médicos iriam dizer-lhe, medo de que o veredicto pudesse ser uma sentença de morte, de que nós lhe disséssemos que nada poderíamos fazer para ajudá-lo. Por fim, o irmão e a irmã de Frank o convenceram a ir até a unidade cardíaca do Columbia Presbyterian para tratamento e possível transplante.

Nós o trouxemos do aeroporto para o hospital numa ambulância. Uma vez admitido, começamos imediatamente a dar-lhe medicamentos intravenosos, seguidos por vários testes diagnósticos. Mais tarde, quando estávamos conversando com ele, pude ver o medo e a apreensão em seus olhos. Percebi que, além de qualquer cirurgia que eu pudesse vir a realizar, também caberia a mim a tarefa de fazê-lo mudar de atitude, deixando de lado a negação e o medo da doença e, em vez disso, adotando uma abordagem positiva quanto à recuperação de uma vida saudável.

"Vocês podem resolver o meu problema?", perguntou Frank.
"Sr. Torre", disse eu. "Podemos ajudá-lo se trabalharmos juntos."

Um problema enfrentado pelos pacientes com indicação de transplante cardíaco é um período de espera por um doador cuja duração é imprevisível e que, por isso, torna-se enlouquecedor. Os pacientes podem permanecer no hospital por meses e, às vezes, por mais de um ano, ligados a equipamentos de suporte vital ou dependentes de medicamentos ou de constante monitoração, sem nunca saberem quando serão levados para a sala de cirurgia. A espera, a impotência e o ambiente hospitalar conspiram para fazer com que as esperanças dos pacientes se abatam e que eles se tornem ansiosos e deprimidos. Enquanto eu explicava a Frank a provação que o aguardava, salientei o fato de que, para preparar-se para o transplante, ele teria de assumir a responsabilidade por alguns aspectos dos cuidados que ele iria receber. Assim como havia aprendido a jogar beisebol, ele agora teria de aprender o "jogo" da medicina para contribuir para a sua própria recuperação.

Desde o início, Frank parecia estar receptivo a uma mudança de atitude. Conquanto estivesse afastado do esporte profissional há dezenas de anos, o antigo jogador da primeira base ainda era forte e troncudo. Conversamos sobre o sucesso dos Yankees naquela temporada e sobre seu espírito vencedor, o qual, observei eu, poderia ser comparado à sua própria atitude vencedora em relação ao seu problema cardíaco.

"Esta será a minha atitude quando eu fizer o transplante", disse eu. "Estamos no mesmo time e você não pode ser um espectador. Você tem de jogar."

Encaminhei Frank a Jery Whitworth, co-diretor do Centro de Cuidados Complementares do hospital. Além de ser perfusionista — a pessoa que opera a máquina de circulação extracorpórea durante as cirurgias de coração aberto —, Jery também foi treinado como hipnoterapeuta. Na primeira consulta que fizeram, Jery achou Frank um pouco cético em relação àquilo que muitos pacientes interpretam como uma linha de medicina sem fundamentos científicos. Um entusiasta com larga experiência em apresentar alguns destes tratamentos aos novos pacientes, Jery começou com o tratamento que lhe parecia estar menos relacionado com as terapias da "Nova Era", explicando que uma sessão de hipnoterapia adequadamente conduzida — e não como aquelas que são feitas em alguns clubes de Las Vegas — poderia de fato ajudá-lo a sentir-se física e mentalmente melhor enquanto o seu coração doente aguardava o transplante. No período que vinha imediatamente antes e de-

pois da cirurgia, a hipnose e outras técnicas de relaxamento poderiam até mesmo reduzir a necessidade de medicamentos analgésicos — importante porque estas substâncias podem deprimir a função cardíaca ou fazer com que os pacientes percam contato com a realidade.
"Quais são os riscos?", perguntou Frank, num determinado momento.
Os riscos? Perda de tempo, na pior das hipóteses, se ele se mostrasse um mau candidato para o tratamento por hipnose. A hipnoterapia não lhe faria nenhum mal. Na qualidade de ex-atleta profissional, Frank conhecia a importância de manter-se calmo e concentrado antes de cada jogo e, assim, poderia imaginar os benefícios da hipnose. Assim, Jery fez um teste rápido para avaliar o quanto Frank era suscetível à sugestão hipnótica.
"Feche os olhos e estenda os braços para a frente", disse Jery. Imagine agora que o seu braço direito é tão leve quanto um balão, tão leve quanto o ar. Ele quer flutuar para cima, cada vez mais alto, como um balão a subir pelo ar."
Jery disse a Frank para imaginar o seu braço esquerdo como um pesado pedaço de metal, grosso, maciço e muito pesado, como chumbo. "Você mal pode erguê-lo", disse Jery. "Ele é pesado, muito pesado."
Quando Frank foi instruído a abrir os olhos, ele ficou surpreso ao ver que o seu braço direito estava cerca de trinta centímetros acima do braço esquerdo.
A pronta resposta de Frank às sugestões de Jery mostraram que a hipnose poderia vir a se revelar um poderoso instrumento para ajudá-lo antes, durante e após a cirurgia. Assim como a sua mente consciente havia interpretado a idéia de que um braço era um balão e o outro um pedaço de metal, e que a sua mente inconsciente havia levitado um braço e abaixado o outro, Frank iria aumentar sua freqüência cardíaca, estabilizar sua pressão arterial, reduzir sua freqüência respiratória para um nível normal e relaxar os seus músculos até sentir-se como um espaguete excessivamente cozido.
Embora fosse um bom candidato à hipnoterapia, Frank adotou uma outra terapia, a reflexologia, como se esta fosse o supremo elixir da boa saúde. Uma terapia com raízes no Egito, Grécia e China antigos, a reflexologia destina-se, segundo os seus praticantes, a corrigir ou aliviar

"desequilíbrios" orgânicos que possam estar causando doenças, e o faz pela manipulação de diferentes pontos de pressão nos pés — artelhos, sola, laterais e calcanhares — que correspondem a diferentes órgãos e partes do corpo. Frank gostava tanto do que ele chamava de "massagem nos pés" que seus olhos às vezes rolavam para trás e ele mergulhava num sono profundo e reparador após um tratamento de 45 a 60 minutos.

Frank teve de esperar três meses até que surgisse um doador compatível — tempo que ele utilizou para preparar-se física e emocionalmente para a cirurgia. Quando estava sendo levado para a sala de cirurgia, rodeado da parafernália usual de monitores e sacos e tubos intravenosos, seu rosto tinha a mesma expressão que costumava exibir durante os jogos: uma expressão séria porém serena.

"Como você está se sentindo?", perguntei.

"Estou pronto", anunciou Frank, com um tom de voz trivial. Não pude deixar de pensar que ele estivera igualmente concentrado quando marcou aquele ponto decisivo no Campeonato Nacional de 57.

Eu havia dado a Frank um conjunto de fitas desenvolvidas por profissionais para que ele as ouvisse em seu *walkman* durante a cirurgia. As fitas continham músicas suaves e calmantes às quais se sobrepunham frases repetidas: "Relaxe o pescoço, relaxe os ombros..." — suaves instruções repetidas vezes e vezes seguidas como mantras, para penetrarem no inconsciente e reduzirem a ansiedade, relaxando os músculos e reduzindo a necessidade de medicamentos analgésicos.

"As fitas estão funcionando?", perguntei.

Frank olhou para mim e sacudiu rapidamente a cabeça. "Não consigo suportar essas porcarias da Nova Era", disse ele. "Elas me fazem sentir como se eu estivesse indo para um funeral. Trate simplesmente de me dar um pouco de Nat King Cole." Mas as fitas ajudaram. Conforme tenho observado em muitos outros pacientes de cirurgia cardíaca que usam a medicina complementar, Frank Torre apresentou menor tensão muscular e ansiedade do que outros pacientes mais passivos freqüentemente costumam apresentar, e sua pressão arterial não teve grandes oscilações.

Inevitavelmente, os pacientes diferem quanto às combinações de terapias complementares escolhidas. Alguns, como Frank, adotam uma ou duas. Outros escolhem todas, achando que mais é melhor, ou simplesmente experimentam todas antes de escolherem aquelas que lhes parecem mais adequadas. Como toda escolha é voluntária, alguns pacientes rejeitam por completo essas terapias, recorrendo a orações ou a sua própria força moral. Os pacientes em situação mais triste são aqueles que desistiram de lutar pela vida, que se retiraram para uma redoma de silêncio e depressão, e que não tentam fazer nada.

A atitude positiva de Frank parece ter afetado o time de seu irmão durante uma partida decisiva, no Campeonato Nacional, contra o Atlanta Braves, campeão de 1995. Naquela temporada, enquanto Frank estava esperando por um coração, jogadores e aficcionados torceram por ele tanto quanto pelo time. Então, depois de uma vitória por 1-0 na quinta partida, com os Yankees precisando de apenas mais uma partida para ganhar o campeonato, um coração compatível tornou-se disponível e Frank era o próximo da fila. Agora as manchetes anunciavam que Frank vencera a sua partida.

Sob as poderosas luzes da sala de cirurgia, com Frank dormindo tranqüilamente com seu *walkman* nos ouvidos, retirei delicadamente da caixa térmica o coração que seria transplantado nele. Coloquei delicadamente o órgão no centro da cavidade vazia no peito de Frank, dei os pontos necessários para suturar os vasos e deixei o sangue fluir de volta para o coração. Dentro de dez segundos, o coração havia deixado de ser uma massa amarronzada flácida e informe, ornada com faixas de gordura de um branco amarelado, e se transformado em um músculo pulsátil, vermelho brilhante. Cutuquei-o com o dedo e ele contorceu-se. Cutuquei-o novamente e ele parou. Então cutuquei-o uma terceira vez e ele ganhou vida rapidamente, estabilizando-se no ritmo cardíaco natural que tem mantido Frank e todos nós vivos desde o momento em que nascemos.

Quando Frank recuperou a consciência, horas depois da cirurgia, desci para ver como ele estava passando. "Como você se sente?", perguntei-lhe.

Ainda fraco, grogue e ligado a vários monitores e tubos de plástico, ele sorriu e fez um sinal de positivo com o polegar. "Do mesmo modo que me senti quando ganhamos o Campeonato Nacional", disse ele. "Lancei uma bola impossível de ser rebatida."

No dia seguinte, os Yankees venceram os Braves. O karma vencedor de Frank coloriu as celebrações na cidade até o desfile da vitória, alguns dias depois, durante o qual a equipe foi saudada com uma chuva de papel picado.

O transplante de coração é a culminância de tudo o que faço como cirurgião. Particularmente satisfatório é o momento em que a vida renasce. O coração, afinal de contas, é o principal motor e cronometrista da vida humana: aquilo que o Sol é para a Terra — uma fonte vital de calor e um regulador dos dias e das noites — o coração é para o nosso corpo. Ele nutre os nossos tecidos com sangue e determina o nosso ritmo com suas pulsações. Ele é a fonte física da vida.

E, dizem alguns, a fonte da alma. O coração é considerado o centro das emoções humanas. A partir do coração têm origem o medo, a coragem, o amor e o ódio. O coração pode ser leve ou pesado, amargo ou feliz, falso ou autêntico. Existem corações grandes, corações abertos, corações corajosos, corações selvagens, corações poderosos, corações sangrantes e, obviamente, corações partidos. Em 1678, o famoso médico inglês William Harvey escreveu que "o coração é uma divindade familiar que nutre, acalenta e dá vida a todo o corpo, constituindo a base da vida, a fonte de todos os atos".

Já nos meus tempos de criança, o coração era o órgão vital que despertava o meu interesse, tanto no sentido físico como em termos de imagem. Minha fascinação acabou levando-me a embarcar numa empolgante jornada médica repleta de descobertas — não apenas sobre o que nos faz palpitar mas também acerca de como podemos recrutar a mente para curar o coração.

A recuperação de pacientes que se submeteram a uma cirurgia de coração aberto muitas vezes é prejudicada por sua percepção de que eles foram abandonados por seu coração, por sua fonte da vida, fazendo com que eles se sintam física e emocionalmente vulneráveis. Conquanto os medicamentos e a moderna tecnologia médica possam ajudar a manter esses pacientes fisicamente íntegros e funcionando bem, eles freqüentemente permanecem psicologicamente atormentados pelo pesar e por um sentimento de desvalorização.

Por esse motivo, dentro de pouco tempo passei a reconhecer que a minha responsabilidade não terminava com o último ponto da sutura de pele. Por mais bem-sucedida que a cirurgia pudesse ter sido, ao terminá-la eu também tinha a obrigação de, como curador, mostrar ao paciente o caminho da recuperação — uma tarefa que é facilitada pelos tratamentos da medicina complementar, particularmente aqueles que levam a mente a relaxar e reduzem o medo, a ansiedade e a tensão. Estas terapias podem capacitar os pacientes a buscar a cura por si próprios — Frank Torre, por exemplo, ainda continua com as suas sessões de reflexologia vários anos após o seu transplante — e a crescer no decurso deste processo, modificando suas percepções acerca da doença e da cura.

As histórias das lutas, reveses e triunfos de meus pacientes encerram um significado para todos nós. Quer os pacientes estejam sendo afligidos pela angina ou pela asma, a revolucionária combinação da ciência médica convencional com os tratamentos antigos, a mistura do Ocidente com o Oriente, nos proporciona um tratamento mais completo e, freqüentemente, mais humano do que seria possível com quaisquer das abordagens isoladamente. Os meus pacientes provaram isso para mim, fazendo com que eu embarcasse em minha própria jornada rumo a uma visão mais abrangente da medicina, de modo a nunca subestimar o papel da mente na cura do coração.

1

A Biologia de um IM

> Qualquer tecnologia suficientemente avançada
> é indistinguível da magia.
>
> — Arthur C. Clarke,
> *The Lost Worlds of 2001*

O que acontece quando o coração falha? O coração é mantido vivo por três artérias principais que levam sangue até o tecido cardíaco. Como a elevada atividade do tecido cardíaco é muito sensível à falta de sangue, quando essas artérias se fecham as partes do coração supridas por esses vasos acabam morrendo. Se uma parte suficientemente grande do coração morrer, não restará músculo cardíaco suficiente para continuar bombeando sangue para o cérebro e outros órgãos vitais, e o paciente também morrerá. Mesmo se apenas uma pequena parte do músculo cardíaco morrer, o tecido morto irrita o restante do órgão, causando arritmias cardíacas que também representam uma ameaça à vida.

Vejamos o que acontece no interior de uma artéria coronária depois de um infarto extenso do miocárdio (IM), que é a denominação médica de um ataque cardíaco. Chamemos o nosso paciente de Richard, um contador de 50 anos de idade que apresenta uma obstrução em uma das três principais artérias que irrigam o coração. O que vemos na parede interna do vaso são depósitos gordurosos esbranquiçados formando uma placa que estreita o espaço através do qual flui o sangue.

As placas em geral são constituídas de colesterol, células endoteliais e outras células chamadas fibroblastos, que atuam na formação de cicatrizes. Elas podem crescer lentamente e formam-se mesmo em pacientes jovens, conforme revelaram autópsias de soldados mortos na Guerra da Coréia. As placas tendem a ser rígidas e quebradiças mas, não obstante, às vezes podemos encontrar, no topo de uma placa carregada de colesterol, um fragmento de tecido mole e granuloso que é igualmente capaz de reduzir o fluxo de sangue para o coração.

Mas um ataque cardíaco não acontece apenas porque os nossos vasos se entopem, como se fossem canos de esgoto. Às vezes a dor no peito resulta da tendência para, em alguns pacientes, as artérias coronárias apresentarem espasmos. Embora os vasos sadios normalmente se dilatem durante as situações de *stress*, os vasos doentes são rígidos. Se Richard, por exemplo, tiver um bloqueio de cinqüenta por cento mas os seus vasos sangüíneos não conseguirem se dilatar — em decorrência do *stress* crônico ou porque uma alimentação rica em gordura provocou o enrijecimento de suas paredes —, ele iria apresentar dor aos pequenos esforços físicos ou, mesmo, durante o sono. Mas uma outra pessoa — uma mulher idosa cuja doença cardíaca é em grande parte hereditária, por exemplo — poderia ter o mesmo grau de bloqueio e não apresentar nenhum sintoma. Sua doença cardíaca poderia passar despercebida até que ela morresse por uma outra causa qualquer — como um acidente de carro — e uma autópsia revelasse o bloqueio. Assim, o estado fisiológico das artérias envolvidas é um importante fator na avaliação das doenças cardíacas. Em que medida as paredes das artérias de um paciente são flexíveis ou propensas a espasmos?

As "lesões" ou estreitamentos das coronárias não ocorrem necessariamente nos pontos onde se acumularam mais placas. Elas, muitas vezes, são encontradas em locais diferentes e inesperados, por razões que ainda desconhecemos. De fato, um estudo em 62 pacientes coronariopatas, realizado no St. Michael's Medical Center, em Newark, New Jersey, mostra que os bloqueios podem ocorrer com igual freqüência tanto em trechos relativamente pouco obstruídos como em artérias doentes que já estavam bastante estreitadas.

Às vezes a formação da placa é suficientemente lenta para que um bloqueio completo nunca chegue a ocorrer ou ocorra apenas após outros vasos sadios terem formado colaterais e começarem a irrigar a área sob risco. Nesses casos o IM é relativamente leve. Se Richard tivesse desenvolvido uma outra irrigação sangüínea colateral, ele poderia ter um bloqueio de 99 por cento sem quaisquer sintomas e ainda permaneceria vivo e sem problemas. Infelizmente, Richard tinha apenas um bloqueio de cinqüenta por cento e, quando ele subitamente se fechou, o seu coração ainda não havia tido tempo para desenvolver vasos colaterais. Assim como muitas futuras vítimas de IM que nem sequer imaginavam sofrer de uma doença cardíaca, Richard — embora tivesse uma artéria bloqueada apenas pela metade — corria um risco de sofrer um importante ataque cardíaco que, paradoxalmente, era maior do que o de algumas pessoas que tinham bloqueios de 99 por cento.

Por que um bloqueio de cinqüenta por cento iria subitamente fechar-se? A resposta está no que acontece quando o fluxo de sangue passa por esse bloqueio e também na reação da placa a este sangue. A superfície da placa é muito ativa e tende a ser irritável. Se uma quantidade suficientemente grande de elementos sangüíneos — incluindo as viscosas plaquetas — aderirem a esta superfície, uma lesão de cinqüenta a sessenta por cento pode subitamente aumentar de tamanho e obstruir totalmente a passagem do sangue. A placa também pode encher-se de sangue e, tal como se fosse um balão, expandir-se e obstruir o vaso.

O que levou Richard a esta situação? A nicotina pode ter causado a hipertensão. Um excesso de colesterol e de gorduras na alimentação pode ter acelerando o crônico processo de estreitamento das suas artérias. Talvez Richard, um sujeito um tanto barrigudo, não tivesse sabido lidar com o *stress*, o qual pode aumentar a tendência de as plaquetas aderirem umas às outras, produzir hipertensão arterial e outras conseqüências indesejáveis. Talvez ele tenha mau humor. Quando sua paciência finalmente se esgotou numa fila comprida ou sua raiva acumulada explodiu num congestionamento de tráfego, a artéria mais vulnerável — que era do diâmetro de um cadarço de sapato — teria instantaneamente sofrido uma série de contrações espasmódicas.

Os estudos mostram que os IM ocorrem com maior freqüência nas manhãs de segunda-feira, quando sua vítima de meia-idade volta a enfrentar a linha de fogo do trabalho. As manhãs de sábado estão em segundo lugar, o que parece intrigante, já que o sábado parece ser menos cansativo do que os dias de semana. Todavia, se você não tem nada para fazer, nenhum assunto a resolver, nenhum *hobby* ou interesse ao qual possa se entregar, a simples ausência de atividade pode deixá-lo excessivamente ansioso. Uma outra ocasião em que os IM ocorrem com maior freqüência são as primeiras horas da madrugada, quando o corpo está adormecido e trabalhando para digerir os alimentos gordurosos ingeridos na noite anterior. Aumenta a adesão plaquetária e um sonho vívido ou o simples *stress* do despertar podem levar à formação de um coágulo, produzindo um completo bloqueio do fluxo sangüíneo.

Quando isso acontece, Richard sente um tremendo aperto no peito, a dor irradia-se para o seu braço esquerdo e ele mal consegue respirar enquanto disca o 192 para pedir ajuda de emergência. Ao chegar ao hospital, preciosos minutos foram perdidos enquanto a parte do músculo cardíaco afetada está morrendo. Imediatamente após o médico da sala de emergência fazer o diagnóstico, Richard recebe um potente medicamento para desfazer o coágulo. Quando isso não funciona, um corante é injetado nas artérias de seu coração através de um cateter inserido na grande artéria femoral, na região da virilha. Imagens móveis do coração de Richard são feitas com raios X e registradas em filme (angiografia), mostrando um bloqueio grande e vários bloqueios menores. Os médicos do primeiro atendimento decidem contra a realização de uma angioplastia — uma técnica na qual um pequeno balão é colocado no interior da artéria obstruída e inflado, achatando o coágulo e a placa para abrir o vaso. Agora a única esperança de Richard é uma cirurgia de coração aberto.

Foi nesse momento que vi Richard pela primeira vez. Tivera eu a oportunidade de conhecê-lo antes da cirurgia, poderia ter apresentado a ele algumas das técnicas de medicina complementar que agora usamos para relaxar os pacientes e ajudá-los a se tornarem mais confiantes e concentrados — na zona ou estado de fluxo, conforme gosto de pensar. Essas técnicas são particularmente úteis durante alguns dos assustadores e dolorosos procedimentos pré-operatórios que precisamos fazer sem anestesia geral para evitar reduzir ainda mais a precária função cardíaca do paciente. Uma das primeiras coisas que faço na sala de cirurgia, por exemplo, é introduzir uma grande agulha na veia jugular do paciente e, então, introduzir um cateter até o coração para medir as pressões de determinadas câmaras. As pessoas que receberam terapias complementares prévias muitas vezes conseguem suportar esses procedimentos com menor dor e ansiedade do que aquelas que não foram treinadas para relaxar a garganta, o pescoço e a mandíbula.

Mas o estado de Richard era tão grave que ele precisava ser operado imediatamente. Ele era apenas mais um paciente coberto de campos cirúrgicos e pintado com um líquido anti-séptico à espera do momento em que o seu peito seria aberto, um nome num rolo de filme de angiografia que eu havia estudado apenas alguns momentos antes. Tudo que posso fazer para ajudá-lo é oferecer encorajamento e conversar com ele durante os desagradáveis procedimentos pré-operatórios até estarmos prontos para fazê-lo dormir.

Quando fiz a primeira incisão em seu peito, Richard já estava mergulhado num sono profundo havia cerca de vinte minutos. Levarei quase uma hora para conectar os tubos plásticos da máquina de circulação extracorpórea à sua aorta e ao átrio direito de seu coração. Então, como um capitão de submarino gritando "Baixar periscópio!" e "Submergir!", eu dei a ordem: "Acionar extracorpórea!" Jimmy, nosso perfusionista, aciona os controles e, ao mesmo tempo, conforme manda o protocolo, repete, "Acionar extracorpórea!" Enquanto eu clampava a aorta com um instrumento semelhante a um alicate, eu o avisei: "Concluída clampagem cruzada, fazer plegia." Uma vez mais Jimmy repete a ordem e começa a infundir a solução que vai fazer o coração de Richard parar de bater. O sangue vermelho vivo entra no corpo de Richard pelos tubos de plástico, contornando o coração e retornando à máquina na forma de um líquido mais escuro, pobre em oxigênio. Durante os próximos cinqüenta minutos o coração de Richard permanece exangue e imóvel.

Faço um orifício em sua artéria coronária violácea e obstruída, a qual eu irei substituir por um pedaço de veia retirado de sua perna ou com uma parte de uma artéria mamária que corre sob suas costelas superiores. Primeiramente eu arranco pequenos fragmentos soltos do bloqueio para impedir que eles fluam no sentido da corrente, bloqueando os tributários que irrigam o músculo cardíaco. Em seguida faço a sutura entre a veia substituta e a artéria doente, usando um filamento de polipropileno — o mesmo material usado nas linhas de pesca, só que com o diâmetro de um fio de cabelo. As lupas presas à minha cabeça ampliam 3,5 vezes a veia, a artéria e os minúsculos pontos que estou dando, fazendo com que o pequeno campo onde trabalho pareça ter o tamanho de um dólar de prata. Ele assemelha-se à miniatura de um palco de teatro intensamente iluminado, e eu memorizei perfeitamente os rostos, as falas e os movimentos dos atores.

O cirurgião que está me auxiliando encontra-se posicionado do outro lado do corpo de Richard, e também está com as duas mãos na cavidade do tórax. Juntos, os nossos vinte dedos executam a dança precisamente cronometrada de cortar, segurar, suturar, limpar com esponja e secar que realizamos milhares de vezes desde que saímos da faculdade de medicina. Depois disso chega o momento de remover os grampos de modo que o sangue possa passar através da veia — agora atuando como artéria — que acabou de ser colocada no coração de Richard e fluir de volta para o coração.

Esperamos um momento. O órgão ainda imóvel se deforma quando o músculo se contrai. Alguns segundos depois ele bate e, então, pára. Em geral, após algumas falsas partidas, o coração fará alguns batimentos hesitantes em seqüência e, então, reassumirá rapidamente o tranqüilizador ritmo normal e regular, determinado pelo disparo das células de seu marca-passo natural. No caso de Richard, porém, o coração não voltou a bater.

Era tarde demais. Uma porção excessivamente grande do extremamente sensível músculo cardíaco de Richard já havia morrido. Ele precisa de um coração novo, embora a probabilidade de se encontrar um dentro de pouco tempo seja muito pequena, dada a atual fase de crítica escassez de doadores.

Felizmente o IM de Richard ocorre no final do século XX, quando podemos salvar vidas com uma confiável bomba mecânica como o Dispositivo de Suporte do Ventrículo Esquerdo, o LVAD. Assim, eu implanto nele um LVAD, o qual manterá o seu sangue fluindo até que ele obtenha um novo coração, meses mais tarde.

Não fosse pelo LVAD, eu talvez nunca tivesse descoberto o valor de um programa formal de tratamentos como ioga, massagens, hipnose, toque terapêutico e mensagens subliminares gravadas. O LVAD que usamos é uma máquina de titânio que pesa aproximadamente 1,1 kg, com o tamanho e a forma de um CD player portátil, que é implantado sob a pele, perto do estômago, para ajudar a bombear sangue oxigenado para o corpo, um processo que normalmente é feito pelo ventrículo esquerdo do coração. Tendo como fonte de energia uma bateria externa presa na cintura, o dispositivo metálico acinzentado foi desenvolvido na década de 80 por um grupo de engenheiros e cientistas de Massachusetts para que pudéssemos manter vivos os doentes cardíacos graves que estão à espera de um transplante e que, sem ele, não poderiam sobreviver.

Para compreender o funcionamento desta engenhosa bomba portátil, imagine que você seja uma célula do sangue. Todos os dias a sua medula óssea produz milhões de células sangüíneas. As células vermelhas transportam oxigênio para os tecidos, depois do que elas passam novamente pelo coração e pelos pulmões, voltando outra vez para os seus tecidos. As células vermelhas fazem isso durante cerca de 180 dias e então morrem. As células brancas vagam à procura de intrusos, como bactérias e vírus, para atacá-los e matá-los. Em seu sangue existem ainda as plaquetas, tampões pegajosos que muitas vezes tornam-se amorfas e são recicladas a cada sete dias.

Imagine que você acabou de ser criado na medula óssea. Todavia, em vez de limitar-se a ser uma célula vermelha, célula branca ou plaqueta, você pertence a um singular e bem-dotado quadro de elite entre as células sangüíneas, porque você tem a capacidade de tornar-se qualquer célula que você desejar ser. Diferentemente da maioria dos outros tecidos que já se diferenciaram — ou escolheram o seu propósito na vida — você ainda é um agente livre, dotado da capacidade de desempenhar qualquer papel. Você é chamado de célula "tronco-pluripotencial". Você passa a maior parte de sua vida sendo banhado pelo sangue na medula óssea. De vez em quando, porém, você pode passar para o sangue circulante e viajar pelo corpo. Você passa através de capilares microscópicos e, então, subitamente é ejetado para o interior de uma grande veia — a veia cava inferior — que desemboca no lado direito do coração.

Os músculos dessa câmara contraem-se violentamente, empurrando-o para o interior dos pulmões, onde você passa ao longo de um leito de minúsculos alvéolos. Você está rodeado por um revestimento formado por uma única camada de células e que se assemelha a uma casca de cebola. À medida que o seu hospedeiro inspira e expira, o oxigênio difunde-se através dessa barreira tipo casca de cebola enquanto o dióxido de carbono é liberado a partir do grande número de células vermelhas que se encontram ao seu redor. Em poucos segundos você é despejado no interior do mais poderoso músculo circulatório do corpo, o ventrículo esquerdo. A câmara se contrai e você dispara em direção à aorta e ao restante do corpo.

Agora vamos fazer de conta que você nasceu na medula óssea de um homem obeso com 50 anos de idade, cujo pai morreu de ataque cardíaco na casa dos 50 e que adora os cigarros Camel feitos com o forte tabaco turco. Este homem está tendo uma discussão com a esposa enquanto estende o braço para pegar mais um pedaço de pizza de *pepperoni*. De repente ele põe a mão no peito, com o rosto contorcendo-se de dor, e fica inconsciente, com uma espuma rósea escorrendo-lhe pelo canto da boca.

Enquanto isso, você acabou de passar da veia cava inferior para o lado direito do coração desse homem e está preso em um congestionamento de células que não conseguem chegar até os pulmões. À medida que progride o ataque cardíaco de seu hospedeiro, o ventrículo esquerdo não consegue mais se contrair com força e o sangue se acumula nos pulmões, vazando através da camada parecida com uma casca de cebola. Nesse meio tempo, o sangue do ventrículo direito não consegue ir para parte alguma e acumula-se no fígado e nos rins, impossibilitando o funcionamento adequado desses órgãos.

O paciente, pois agora ele se tornou um, é levado às pressas para uma sala de emergência. Ele está quase morrendo quando nós, a equipe do Dispositivo de Suporte ao Ventrículo Esquerdo, somos chamados. Os médicos e enfermeiros da sala de emergência trabalham freneticamente para estabilizar a pressão arterial e para passar um tubo respiratório pelas vias aéreas. Enquanto estamos tentando salvá-lo, preparamos a sala de cirurgia para o inevitável. O paciente está morrendo porque uma grande parte de seu músculo cardíaco não está recebendo sangue em quantidade suficiente. Ele precisa de um LVAD e isso nós lhe proporcionamos, abrindo o seu peito e abdômen para implantar a bomba do tamanho de um punho fechado e conectá-la ao seu coração.

Você e as outras células pluripotenciais sentem a diferença imediatamente. O sangue que se encontrava estagnado no ventrículo direito jorra livremente para os pulmões e, daí, vai para o ventrículo esquerdo. Mas tem alguma coisa errada. Esta parte do coração, normalmente ativa e vigorosa, está imóvel e sem vida, sua câmara estranhamente silenciosa. Em vez disso, você é sugado para dentro de um tubo de titânio, passando através de uma válvula de porco, e entra numa câmara de titânio. Aqui você fica girando em círculos até ser ejetado através de outra válvula de porco, sobe por um tubo de tecido e cai no grande vaso que sai do coração — a aorta ascendente. Em sua próxima passagem pelo circuito você nota que muitas das outras células pluripotenciais aderiram à superfície da câmara de titânio e que esse corpo estranho agora está notavelmente parecido com o restante do hospedeiro. Um remoinho na corrente de sangue leva você para mais perto da câmara, empurrando-o de encontro a esse revestimento. Você adere à sua superfície ao entrar em contato com ela mas, mesmo assim, sente-se confortável. Em vez de secar e morrer, você expande os seus tentáculos para prender-se melhor. Você e as outras células finalmente podem pôr um fim às suas vorazes viagens pelo corpo. Agora vocês se agrupam uma de encontro à outra, formando um conjunto denso que prolifera em seu novo lar, rico em nutrientes.

Antes de 1986, isso teria sido apenas ficção. Nessa época a maioria dos cirurgiões cardíacos via os dispositivos mecânicos de suporte como sendo um fracasso. Bud Frazier, no Texas Heart Institute, em Houston, estava fazendo experiências com uma promissora bomba desenvolvida pela Thermo Cardio-Systems. Ao contrário do Jarvik-7, um coração completamente artificial que havia tido um limitado sucesso após ser implantado em diversos pacientes, incluindo Barney Clark, esse novo tipo de dispositivo de suporte ao ventrículo esquerdo funcionava em conjunto com o coração do paciente. Contudo, mesmo depois de muitos anos de árduas pesquisas por meio de tentativas e erros, o LVAD ainda não era compatível com o corpo humano. Os cientistas e engenheiros ainda não tinham conseguido resolver um problema crítico — impedir a formação de coágulos nas superfícies internas do LVAD, os quais poderiam se soltar e chegar até o cérebro, causando derrames.

Então, um singular conjunto de acontecimentos convenceu os cientistas de que, em vez de tentarem subjugar a Mãe Natureza, eles poderiam tentar enganar o corpo. Como? Eles sempre haviam acreditado que uma superfície lisa seria suficientemente escorregadia para impedir a formação dos pequenos coágulos que posteriormente poderiam embolizar e serem levados para diversas partes do corpo, causando derrames e outras complicações. Não obstante, essas teorias falharam no supremo modelo mecânico-biológico – o corpo humano. Invariavelmente, pequenos defeitos no revestimento ou remoinhos no fluxo promoviam a formação de coágulos, com as conseqüentes complicações. O que aconteceria se uma abordagem oposta – usar uma superfície áspera – fosse adotada? O sangue iria aderir à superfície áspera mas, com os ajustes adequados, ele iria aderir de forma tão homogênea que as células não poderiam soltar-se. Quando experimentamos essa idéia, os nossos pacientes de fato tiveram uma menor taxa de incidência de derrames. Entretanto, ninguém sabia por que a teoria tinha dado certo e, para que alguma equipe pudesse fazer este estudo, seria necessário ter acesso a um grande número de pacientes com LVAD. A apinhada área metropolitana de Nova York era o local ideal para isso.

Em 1993, Eric Rose, o diretor da minha divisão, encarregou-me de montar um programa de LVAD no Columbia Presbyterian. Durante a minha residência em cirurgia ele havia sido o meu supervisor, desafiando-me com cirurgias difíceis e, depois, ensinando-me como fazer a cirurgia de implante do LVAD. Assim, na primavera de 1994 entrei em contato com os melhores pesquisadores de ciências básicas que eu conhecia para que eles trabalhassem no problema da coagulação. O grupo incluía especialistas de vários campos, da biologia celular à bioengenharia. Eles eram pesquisadores jovens – todos com menos de 40 – e animados, com uma alta tolerância a pesadas cargas de trabalho. Eu ainda me lembro de uma reunião crítica que convoquei às 3h30 da madrugada, na sala de cirurgia. Eu tinha acabado de remover um LVAD de um paciente, antes de fazer a cirurgia de transplante cardíaco. Levei rapidamente o dispositivo para uma mesa de aço inoxidável, coloquei-o dentro de um recipiente e abri ambas as metades, como se ele fosse um mexilhão. Os membros da equipe se reuniram ao meu redor para verem-me pegar um bisturi e, pela primeira vez, fazer a lâmina deslizar cuidadosamente através da superfície interna da bomba, retirando uma camada de células extremamente delgada. Pude sentir a tensão nas mãos e nos braços do jovem hematologista que estava ao meu lado enquanto eu transferia as células para o meio de cultura contido na placa de Petri que ele estava segurando. Ele saiu apressadamente rumo ao laboratório, sabendo que as pequenas células poderiam conter um segredo que seria útil para salvar vidas. Ao longo da semana seguinte, as preciosas células foram alimentadas e cultivadas, sendo então coradas com marcadores específicos para tornar possível sua caracterização.

Quando reuni novamente o grupo de pesquisa para nossa revisão semanal e crivei-os de perguntas sobre os resultados laboratoriais, já tínhamos conhecimento de que havíamos feito uma grande contribuição para o campo. Dentro de um ano publicamos os nossos dados sobre a célula-tronco pluripotencial e sobre sua singular capacidade de aderir a uma superfície de precipitado de titânio. Essa talvez tenha sido a primeira vez em que se observaram células da medula óssea crescerem num paciente fora da medula. Ao estimulá-las a formar uma delgada camada no interior da bomba, tínhamos finalmente encontrado uma maneira de imitar o revestimento das artérias, o qual resiste extremamente bem à formação de coágulos. Essas células extraordinárias acabariam por amadurecer e se transformar no tipo de células que iriam colonizar o interior desses dispositivos mecânicos e torná-los seguros.

O LVAD opera captando o sangue que flui através de um tubo implantado no ápice – ou ponta – do coração. O dispositivo manda o sangue para a aorta e para o restante do corpo ao mesmo tempo que o ventrículo direito, sem nenhuma ajuda externa, encarrega-se de bombear o sangue para os pulmões. Assim, o sangue vai do coração para o dispositivo, circula dentro dele e é devolvido para a aorta. O músculo cardíaco propriamente dito contrai-se mas não executa o trabalho pesado que normalmente cabe ao lado esquerdo, que é o de bombear o sangue oxigenado ao longo de artérias e veias e fazê-lo retornar ao ventrículo direito. O lado esquerdo permanece imóvel, com sua grande câmara inferior, ou ventrículo, em repouso. Conforme logo iríamos descobrir, às vezes os corações doentes em repouso recuperam suas forças a ponto de, quando o LVAD é retirado, o transplante torna-se desnecessário.

Eric Rose começou a implantar os dispositivos e, ao mesmo tempo, começou também a ensinar-me o procedimento; todavia, como chefe de divisão e, em seguida, chefe de departamento, ele não tinha tempo para montar um amplo programa de implante de corações mecânicos. Deste modo, eu estava no lugar certo no momento certo. Com o apoio de Eric, ajudei a montar um dos maiores e mais ativos programas de LVAD de todo o mundo. Entre 1993 e 1995, o número de pacientes do hospital que haviam recebido o LVAD e estavam à espera de um novo coração raramente caiu abaixo de seis e, às vezes, chegava a ser maior do que quinze. O Columbia Presbyterian começou até mesmo a ensinar a cirurgiões de outros hospitais a técnica para implantar o dispositivo. A cobertura que a mídia fez de nosso trabalho espalhou pelos quatro cantos do mundo que poderíamos oferecer não apenas a série usual de cirurgias cardíacas como também vários anos de experiência de implante de LVADs, os quais, cada vez mais, estavam se tornando a solução preferida depois que todas as medidas corretivas haviam falhado. Numa determinada ocasião, um destacado fabricante de LVAD chegou a perguntar-me se eu poderia estar disponível quando o presidente russo Boris Yeltsin fosse submetido a uma cirurgia de revascularização cardíaca. Caso se verificasse a necessidade de implantar nele um LVAD como ponte para um transplante, eu havia concordado em fazê-lo.

Os primeiros dispositivos desse tipo eram desajeitadas geringonças pneumáticas que os pacientes tinham de empurrar à sua frente como se fossem cadeiras de rodas. O aparelho, do tamanho de uma valise, continha uma ruidosa bomba de ar comprimido para acionar uma placa semelhante a um pistão, a qual impelia o sangue através da câmara do LVAD, descarregando-o na aorta. Depois de uma série de reformulações e ensaios clínicos, o sistema amadureceu. A cada mudança tínhamos de garantir que as teorias dos engenheiros poderiam ser aplicadas com segurança no corpo humano, dentro do qual a bomba tinha de funcionar.

O dr. Howard Levin, um jovem cardiologista que também era engenheiro, conhecia o mecanismo interno do dispositivo tão bem quanto o seu fabricante. Quando os dispositivos começavam a produzir ruídos anormais ou a consumir eletricidade em excesso — anunciando que se poderia prever para futuro próximo a ocorrência de um defeito no funcionamento —, Howard tinha de desenvolver algoritmos para a solução dos problemas agudos e novas máquinas para diagnosticar anormalidades mais crônicas. Batimento após batimento, 60 vezes por minuto, 3.600 vezes por hora, 86.400 vezes por dia, 604.800 vezes por semana — a bomba tinha de funcionar sem falhas.

Os implantes de LVAD tornaram-se uma das cirurgias mais gratificantes que eu fazia, em parte porque, em nenhum dos casos, se cogitava que o paciente poderia ter morrido sem a nossa ajuda. Ele certamente teria morrido. De fato, segundo os critérios da Food and Drug Administration, essa pessoa teria necessariamente de estar com certeza às portas da morte. Tratar pacientes com o LVAD também era gratificante por outras razões que não de natureza cirúrgica. Como eles necessitavam de atenção cuidadosa e constante, pude conhecer muitas das dimensões não-técnicas e emocionais da cura, o tipo de coisa que podemos aprender melhor por meio de experiências de primeira mão e não num manual ou num artigo científico. Os pacientes sentiam-se abandonados, impotentes, assustados, ambivalentes, insatisfeitos, irritadiços e/ou confusos. Caberia a mim cuidar desses problemas? Eu havia sido treinado para diagnosticar e tratar doenças do coração. Haveria um papel para a psiquiatria e a espiritualidade no tratamento dos pacientes? Será que umas poucas palavras de encorajamento não bastariam?

Cuidei desses pacientes quase que diariamente, às vezes durante mais de um ano, enquanto eles esperavam um doador. Cheguei a conhecê-los como poucos médicos conhecem os seus pacientes, e essa proximidade ajudou a precipitar uma radical mudança no modo como eu encarava a saúde e a doença. Ironicamente, foram a medicina alopática e as complexidades de um moderno hospital que me levaram a experimentar maneiras mais simples e antigas de curar meus pacientes.

Lembro-me, por exemplo, de uma ocasião em que passei pelo andar dos pacientes cardíacos, tarde da noite. Eu tinha acabado de entrar na área central de monitoração quando avistei um grupo de pacientes com LVAD, vestindo roupões de banho, e alguns de seus cônjuges reunidos na sala de estar que eles chamam de solário por causa da grande janela com vista para o rio Hudson e para os íngremes penhascos de Jersey Palisades.

Eu estava acostumado a ver os meus pacientes no solário, ligados às suas máquinas, e naquela noite vi Betty D. e dois dos homens sentados a uma mesa, sob uma lâmpada que pendia do teto. Eles estavam jogando cartas e conversando com um grupo de pessoas à sua volta, incluindo algumas enfermeiras. Talvez por ser tarde e o restante do sétimo andar estar todo em silêncio, a cena me pareceu fora de propósito: muitas risadas, um jogo de beisebol passando num televisor colocado num dos cantos, pessoas sentadas em cadeiras acolchoadas revestidas de vinil, salgadinhos e latas de soda limonada nas extremidades da mesa, e meia dúzia de LVADs do modelo antigo, movidos a ar, estacionados ao lado de seus usuários.

Parei ao lado de um conjunto de monitores e observei-os de longe. A cena lembrou-me as reuniões igualmente íntimas às quais eu havia comparecido durante minhas visitas de infância a Istambul. Nos fins de semana, eu e meus pais nos reuníamos com o restante da família na casa de uma tia. O centro das atenções era um jogo de pôquer numa mesa colocada no centro da sala, sob uma única lâmpada. Meu pai, dois dos meus tios e um amigo sentavam-se ao redor da mesa e o restante de nós, que não estávamos participando do jogo — crianças, esposas e amigos —, sentávamos atrás deles. Eu ficava andando no meio dos meus parentes, volta e meia sentindo um braço em torno dos meus ombros ou a mão de alguém fazendo cócegas em minhas costelas. Mais do que qualquer outra coisa, eu estava simplesmente feliz por fazer parte da vida daquelas pessoas.

Agora, enquanto observava a amistosa cena do solário, eu sabia que aquelas pessoas estavam se relacionando umas com as outras dessa mesma maneira. Elas conheciam as preferências e antipatias umas das outras, seus hábitos de sono, as datas em que haviam recebido seus LVADs, há quantos meses estavam esperando por um transplante, quantos filhos cada um tinha, o nome deles e, até mesmo, o nome de seus animais de estimação. Não havia muitos segredos entre aquelas pessoas — elas se sentiam à vontade para fazer confidências umas às outras. Diferentemente dos meus pacientes mais numerosos, que se submetiam a cirurgias de revascularização cardíaca e que em geral ficavam apenas cinco a seis dias no pós-operatório, os pacientes de LVAD eram pioneiros numa nova tecnologia que ainda estava sendo testada. Os primeiros pacientes que haviam recebido o LVAD tinham de ficar o tempo todo no hospital, onde o corpo e os dispositivos mecânicos eram monitorados o tempo todo para que os possíveis problemas pudessem ser percebidos a tempo e corrigidos. Eles só iam para casa depois de terem recebido os transplantes.

Saí da área de monitoração e caminhei em direção ao jogo de cartas e para junto das pessoas que o estavam observando. Eu não queria estragar aquela atmosfera mas também desejava encorajá-los e elevar o seu moral, ainda que por breves momentos.

"Ei, doutor", disse um dos homens que estava jogando, "Betty está ganhando de novo. O que é que o senhor colocou no soro dela?" "Acho que ela está ganhando por méritos próprios", disse eu, piscando para Betty. "Vocês marmanjos têm sorte de não estarem jogando a dinheiro."

Compartilhávamos com os pacientes que haviam recebido o LVAD a forte sensação de que estávamos todos juntos na mesma luta. Quando o programa se iniciou, o núcleo da equipe era constituído por três pessoas profundamente dedicadas ao seu sucesso: o dr. Howard Levin, Kathy Catanese, uma enfermeira, e Michael Gardocki, médico assistente. Tão logo terminávamos de implantar o dispositivo num paciente, esse trio de profissionais assumia o controle. Todos sabíamos que a cirurgia representava apenas metade da batalha pelo prolongamento da vida e que o papel da equipe no manejo da recuperação do paciente representava a outra metade. Howard supervisionava a condição do aparelho e o coração do paciente; Kathy, como coordenadora de LVAD, tomava conta de todos os protocolos e da logística do hospital; e Michael dava a sua contribuição monitorando o estado diário de cada paciente. Alimentação, fisioterapia, medicamentos, vários exames — tudo tinha de ser acompanhado 24 horas por dia.

Uma geração mais nova de LVADs ejeta dez litros de sangue por minuto. Este líquido morno e salino, contendo enzimas que dissolvem os coágulos que possam estar se formando, passa através da câmara de titânio à prova de corrosão com metronômica eficiência, tendo sua velocidade aumentada ou reduzida de acordo com as necessidades do corpo, detectadas pelos sensores internos. Uma bateria recarregável de 700 gramas fornece a energia, medicamentos reduzem as chances de ocorrência de infecção, e o disfarce fortuito proporcionado pelas células pluripotenciais impede a formação de coágulos. Com o tempo, à medida que o dispositivo tornava-se mais portátil e menos desajeitado, os pacientes puderam ser autorizados a ir para casa, voltando ao hospital periodicamente para a realização de exames. A era do coração artificial havia chegado, graças aos esforços de uma equipe de primeira.

Todavia, apesar da aparência de normalidade na vida de muitos dos pacientes com LVAD, a meta de um transplante nunca podia ser esquecida. Onde quer que fossem — e esse local não poderia ficar a mais do que algumas horas de distância do nosso hospital — os pacientes carregavam um *pager* e um telefone celular. Se um possível doador ficasse disponível, o paciente seria chamado imediatamente para exames de compatibilidade sangüínea e para fazer a preparação pré-operatória. É aqui que as equipes de coleta de órgãos e de transplante — constituídas por cardiologistas, cirurgiões, médicos assistentes e enfermeiras especializadas de primeira linha — entram na história. Embora eu fosse realizar a cirurgia, essas equipes, começando com o trio de especialistas em LVAD, é que levavam o processo até o ponto da cirurgia. Sem eles, o programa do LVAD nunca poderia ter salvado ou prolongado tantas vidas.

No início de 1994, com o programa de LVAD a pleno vapor, comecei a explorar o modo como os meus pacientes poderiam se beneficiar com uma melhora em sua vida espiritual. Jogos de cartas e contatos sociais eram um excelente antídoto para a solidão e a depressão, mas havia também muitas outras maneiras de fazer com que as pessoas curassem a si mesmas, talvez pela mobilização da mente para a execução dessa tarefa. A morte é sempre uma sombra que paira sobre os pacientes com LVAD. Eles se submetem a uma cirurgia não para receberem um transplante e uma qualidade de vida melhor, mas uma solução temporária, um conserto rápido que os deixa dependendo de uma bomba inteligente. O simples pensamento de que eles estão sendo mantidos vivos artificialmente faz com que alguns pacientes cheguem a um estado quase neurótico de medo e tristeza.

Na casa de Ivan Kronenfeld, eu freqüentemente demonstrava minha frustração diante da incapacidade de intervenções bem-sucedidas e de alta tecnologia, como os LVADs, restituírem uniformemente a saúde. Ator, escritor e homem extremamente religioso, Ivan tinha lido muita coisa sobre as capacidades da mente. Na pequena mesa de refeições de seu apartamento em Greenwich Village, eu compartilhava com Ivan a matéria-prima representada pelos meus casos. Ele identificava os fragmentos de verdade que iriam ajudar a orientá-lo — bem como a mim e a meus pacientes — rumo a uma melhor compreensão acerca de como restaurar a saúde.

"Qual é o seu objetivo quando você implanta o LVAD em seus pacientes?", perguntava Ivan.

"Mantê-los vivos", respondia eu. "O coração dessas pessoas estava morrendo."
"Mas vivos para quê?", insistia ele.
"Para que eles possam voltar a respirar, a andar e a comer."
"Mas será que a recuperação do coração dessas pessoas fez com que elas recuperassem também a saúde?"
Uma das suas frases favoritas é de autoria do grande médico e filósofo Maimônides: "O propósito do estudo da sabedoria não é outro senão o seu conhecimento; e o propósito da verdade não é outro senão o de saber que ela é a verdade; e o propósito do conhecimento é conhecer."
Ivan estava certo. O LVAD era apenas o primeiro passo — embora um passo essencial. "O LVAD serve apenas para mantê-los vivos", dizia ele. "Você precisa fazer tudo o que estiver ao seu alcance para torná-los sadios. É isso o que faz de você um curador."
Mais ou menos nessa época, minha mulher, Lisa, deu à luz a nossa filha mais nova, Zoe. Na sala de recuperação da maternidade, um pedaço de papel cor-de-rosa, toscamente fixado na parede, anunciava um serviço de massagem. Embora esse não parecesse ser um serviço hospitalar, diante da insistência de Lisa eu fui em frente e, por telefone, falei com uma mulher chamada Rochelle.
Quando voltei para visitá-la, no dia seguinte, minha mulher parecia descansada e rejuvenescida.
"O que aconteceu?", perguntei eu.
"Rochelle veio até aqui e me fez uma massagem", disse Lisa. "Voltei a me sentir normal."
Eu tinha contratado uma terapia barata que havia produzido um sensível efeito na melhoria da qualidade de vida da minha mulher. Será que os meus pacientes com LVAD também se beneficiariam? Liguei para Rochelle Aruti, apresentei-me e perguntei-lhe como ela havia recebido permissão para trabalhar em hospitais.
"Já faz muitos anos", explicou Rochelle, "eles permitiram a realização de massagens terapêuticas no andar da maternidade. Foi uma decisão controvertida mas eles a autorizaram."
"Você poderia fazer massagem nos meus pacientes?"
"Se você conseguir me colocar lá dentro, não vejo por que isso não poderia ser feito."

Uma grande idéia tinha acabado de surgir em minha mente. Se eu conseguisse introduzir ainda que apenas uma massagista no hospital, isso me proporcionaria um ponto de partida para que eu pudesse iniciar um programa formal de oferta de terapias curativas complementares. Eu tinha começado a pesquisar o modo como os cientistas estudam o nebuloso conceito de qualidade de vida. Cheguei até a candidatar-me à prestigiosa bolsa de estudos Florence e Herbert Irving, na Universidade de Columbia, para obter fundos que financiassem este estudo. E consegui. Agora eu poderia não apenas dedicar três anos de estudo e US$ 150.000 a esse problema como também estava sendo apoiado nesse empreendimento por uma bolsa que me havia sido concedida depois de um processo de revisão, feito por outros pesquisadores, ter reconhecido que se tratava de um projeto legítimo.

Foi também nessa época que tive um outro encontro fortuito. Eu tinha acabado de fazer uma cirurgia de revascularização coronariana em um homem de meia-idade — nada complicado, um procedimento de rotina. Era o momento de retirar o paciente da máquina de circulação extracorpórea, para que pudéssemos deixar o seu coração assumir a tarefa de bombear o sangue. Neste ponto, depois que o paciente deixa de depender da circulação extracorpórea, nós normalmente usamos a protamina para reverter a anticoagulação no sangue. De vez em quando, porém, ocorre uma reação indesejável e a pressão arterial cai abruptamente. Dessa vez a reação foi tão intensa que eu tive de determinar que o perfusionista, Jery Whitworth, recolocasse o paciente em circulação extracorpórea.

Enquanto eu estava esperando que a pressão arterial voltasse a subir, afastei-me da mesa de cirurgia, estiquei os braços e, então, subi no pequeno estrado que mantemos na sala de cirurgia para enxergarmos melhor o campo cirúrgico. Observei a cavidade torácica a partir do alto, fixando o olhar no coração flácido e adormecido. Então, desci e murmurei, para ninguém em particular. "Eu sabia que devíamos ter usado a hipnose. Ele estava tão nervoso no pré-operatório."

"O quê?", perguntou Jery, de seu posto nos controles da máquina de circulação extracorpórea.

Relanceei os olhos para cima. "Você sabe", disse eu, "hipnose... colocar fitas para os pacientes ouvirem."

Jery levantou-se de seu banco ao lado da máquina. "Você quer dizer usar o subconsciente?", disse ele, subitamente entusiasmado. "Influenciar a pressão arterial, o sangramento, a cura..." Havíamos atraído a atenção um do outro.

Nosso paciente foi retirado da máquina de circulação extracorpórea e seu coração despertou, readquirindo vida e apresentando batimentos em ritmo regular. Fechamos o tórax e fui para o corredor externo, onde peguei Jery pelo braço. Eu o conhecia desde que havia começado o meu treinamento em cirurgia cardíaca. Enfermeiro que havia se transformado em perfusionista aos quarenta e poucos anos, ele possuía uma fazenda de criação de gado em Montana, onde anteriormente ele havia ajudado a dirigir um hospital. Embora fosse simpático e curioso, nunca tínhamos conversado sobre o nosso mútuo interesse em métodos alternativos de cura.

"Ei", disse eu, tirando a minha máscara, "qual é a sua formação?"

"Sou enfermeiro, perfus-"

"Não não", interrompi-o, "diga-me o que você sabe sobre medicina complementar."

Assim, Jery deu início a uma apaixonada explanação de seu envolvimento com ioga, hipnoterapia, meditação e com o uso de mensagens ou palavras subliminares repetidas ao fundo de uma música. Ele também contou-me que seu interesse por tudo isso decorria das mudanças que ocorreram na sua vida depois da morte de seu pai em decorrência de uma doença cardíaca inoperável. Trabalhando como carteiro, seu pai sempre tivera um aspecto saudável e mantinha-se em bom estado de condicionamento físico, caminhando mais de trinta quilômetros por dia durante muitos anos. Aos 59 anos de idade, porém, ele descobriu que sofria de diabetes. A partir de então sua saúde deteriorou-se dramaticamente e ele morreu.

Depois desse período muito emotivo, Jery, que já havia recebido o diploma de enfermeiro, estudou para tornar-se perfusionista porque as máquinas de circulação extracorpórea tornavam possível o reparo e a substituição de corações, e ele queria dedicar-se a doentes cardíacos. Ele também aprofundou seus conhecimentos sobre as técnicas de redução de *stress*, tais como a auto-hipnose e outros métodos de controle mente-corpo.

"Você sabe", disse ele, "que cinco ou dez anos atrás eu não conversava sobre medicina alternativa. Eu seria rotulado como algum tipo de *hippie* excêntrico. Agora eu pelo menos posso tomar a iniciativa de levantar esta questão."

Jery era dos meus. Já havia meses que eu estava fazendo minhas incursões naquilo que eu prefiro chamar de campo da medicina complementar, por intermédio de pessoas como professores de ioga, praticantes da massagem e do toque terapêutico. Entretanto, eu tinha encontrado dificuldades para avaliar cientificamente essas técnicas. Eu sabia que a hipnose era uma das mais aceitáveis e reconhecidas dentre as práticas de cura que se afastavam da norma ocidental. Na psiquiatria ela havia se mostrado útil durante décadas para ajudar a eliminar hábitos como fumar, roer as unhas ou comer em excesso. Estudos realizados por médicos tão respeitados como o dr. Herbert Benson, da Faculdade de Medicina de Harvard, haviam demonstrado que, em doentes cardíacos, a hipnose pode induzir um relaxamento que produz um efeito terapêutico mensurável. Cheguei à conclusão de que a hipnose era o caminho politicamente mais seguro para dar início aos meus estudos sobre terapia complementar. E em Jery eu tinha um terapeuta com uma sólida formação em estudos científicos e que desejava *investigar* e não necessariamente defender a medicina complementar.

O protocolo da hipnose serviu como estímulo para a organização formal de um pequeno grupo de profissionais interessados em explorar o uso da medicina complementar no Columbia Presbyterian, incluindo o psiquiatra Stanley Fisher, o residente Robbie Ashton e um importante conselheiro, Donald Kornfeld, um psiquiatra que na época chefiava a nossa Comissão Institucional de Revisão, um grupo que tinha de aprovar todos os nossos estudos clínicos. Alguns anos antes disso, Don havia feito pesquisas pioneiras na área do manejo pós-operatório do ponto de vista psiquiátrico.

Desde o início, eu deixei claro que eu adotava a abordagem médica ocidental alopática, especialmente para o tratamento de doenças agudas e ferimentos traumáticos. Todavia, para muitos dos problemas crônicos de menor gravidade, outras abordagens menos convencionais – e freqüentemente mais simples – poderiam ser adotadas. Era essa a área que iríamos investigar. Em vez de uma outra pílula para aliviar a enxaqueca, talvez um chá de ervas ou uma sessão de massagem ou de hipnoterapia pudessem trazer alívio aos pacientes sem produzir quaisquer dos possíveis efeitos colaterais dos medicamentos convencionais. Essa era uma das vantagens do conhecido estudo e programa do dr. Dean Ornish para reverter as doenças cardíacas de forma natural e sem cirurgia. Ele utiliza mudanças no modo de vida do paciente, uma prática correta segundo os cânones da cura complementar. Seu programa prescreve o uso de alimentos mais saudáveis para o coração, a prática da ioga, meditação, exercícios e sessões com grupos de apoio.

Nosso primeiro estudo, que demorou mais de um ano para ser concluído e publicado, concentrou-se na avaliação do papel das técnicas de relaxamento com auto-hipnose no limiar da dor e na qualidade de vida de pacientes que haviam sido submetidos a uma cirurgia de revascularização cardíaca. Dividimos os pacientes em dois grupos escolhidos ao acaso, um como o grupo controle e o outro como o grupo experimental. Na noite anterior à cirurgia, o grupo experimental aprendeu técnicas de visualização mental voltada para o relaxamento muscular, redução de freqüência cardíaca e eliminação da dor. O grupo de controle não recebeu esse treinamento. No início, ao observar os resultados, parecia não haver nenhuma diferença entre os dois grupos. Todavia, com os dados brutos na mão, pudemos fazer uma outra pergunta, mais importante. As pessoas estavam fazendo os exercícios que lhes haviam sido prescritos?

Investigando, descobrimos que apenas metade do grupo da hipnose tinha usado a técnica, e que aqueles que o fizeram demonstraram menor ansiedade, raiva ou fadiga e tiveram necessidade de menor quantidade de analgésicos do que o grupo de controle! Ainda que mais não seja, a hipnose dava aos pacientes um sentimento de participação e de poder sobre a própria cura. Tratava-se de algo que eles podiam fazer e controlar — mas apenas se assim o quisessem.

A realização desse estudo ajudou-nos a preparar o caminho para a criação do Centro de Cuidados Complementares do Departamento de Cirurgia. Em Jery encontrei um aliado que compartilhava a minha maneira de ver as coisas. Se ele conseguisse organizar a estrutura operacional e recrutar os diversos agentes de cura, eu planejaria a pesquisa e também me encarregaria de lidar com as reações políticas.

Eu sabia que essa abordagem independente da prática da medicina, mesmo com o propósito de servir de base para um modesto programa num hospital, poderia ter conseqüências incendiárias. De fato, seria difícil fazer com que isso se iniciasse em Columbia ou em qualquer hospital moderno que tivesse uma reputação a proteger. Entretanto, senti que os meus colegas iriam apoiar os meus esforços se houvesse nítidos benefícios para os pacientes.

Procuramos levantar fundos, obter aprovação do hospital e, dentro de pouco tempo, abrimos o centro para os pacientes. Jery e eu, na qualidade de co-fundadores, estávamos muito envolvidos nesse empreendimento. Além disso tudo, eu ainda tinha de trabalhar como cirurgião em regime de tempo integral. Da mesma forma, Jery, um gênio em matéria de organização, tinha o seu trabalho como perfusionista. Ele cuidava dos aspectos financeiros e das relações públicas, enquanto eu supervisionava as nossas pesquisas e questões relativas a credenciamentos nas áreas de musicoterapia, nutrição, massagem, ioga, aromaterapia, acupressão e toque terapêutico (ou cura energética). Os pesquisadores do meu laboratório ajudavam-me a testar cada prática que utilizávamos.

Às vezes eu dizia aos meus céticos colegas que não se tratava tanto de saber se esta ou aquela terapia tinha uma importância clínica comprovada mas, isto sim, que os americanos estavam votando a favor da medicina complementar com os seus dólares. Segundo um recente estudo feito conjuntamente pelo Hospital Beth Israel, em Boston, e pela Faculdade de Medicina de Harvard, os americanos gastam cerca de 14 bilhões de dólares por ano com essas terapias e com produtos como vitaminas e remédios à base de ervas. E a maior parte disso é paga com dinheiro tirado do próprio bolso do paciente. Esse valor é quase igual aos gastos de particulares em todas as internações hospitalares e é equivalente ao custo anual da realização de cirurgias cardíacas nos Estados Unidos. Além do mais, os pesquisadores estimaram que um em cada três americanos recorre a esses tratamentos, sendo que sete em cada dez usuários *nunca* contam a seus médicos sobre essas consultas e tratamentos.

Depois que fundamos o nosso centro, com seu conjunto de salas de tratamento, consultórios e salas de espera, começamos a ser compreendidos por muitos de nossos antigos detratores. Sarah Shaines, que pratica terapia por meio de massagens e também coordena as interações entre terapeutas e pacientes, em geral costuma ter um excesso de pacientes à procura de seus serviços ou esperando para participar da sessão diária de ioga. "Todos os dias tenho de juntar os pacientes e trabalhar com grupos", diz Sarah. "Sempre há um grande número de recémchegados — pacientes e cônjuges — que nunca tinham tentado nada deste tipo. Agora eles buscam o tratamento como se ele, por si só, tivesse o poder de salvar-lhes a vida. E simplesmente digo a eles que é o pacote por inteiro que salva, da cirurgia à respiração profunda."

Assim como Sarah, eu também acredito que, por meio do Centro de Cuidados Complementares, estou oferecendo uma importante parte do pacote. Junto com todas as outras coisas que um moderno hospital oferece aos pacientes — e que incluem o que há de melhor e mais recente em medicamentos e aparelhagem —, esta abordagem mais abrangente e natural em relação à cura e à restauração da saúde é um verdadeiro elixir. No fim das contas, os pacientes estão simplesmente contribuindo para a sua própria recuperação.

> 2 <

Reduza a Velocidade e Tenha Cuidado com os Unicórnios

A maioria das pessoas vive — física, moral ou intelectualmente — num círculo muito restrito de suas capacidades potenciais.

— William James

Quando garoto, eu tinha o meu próprio paraíso especial: um jardim murado em torno da propriedade rural de meus avós na parte asiática de Istambul. Era um lugar cálido, perfumado e mágico onde eu passava longas manhãs e tardes brincando com minhas irmãs mais novas, Seval e Nazlim, ou descobrindo as maravilhas do meu pequeno e seguro Éden. Abaixo do dossel das altas árvores de sombra, um labirinto de caminhos cascalhados levavam-me para toda parte e para lugar nenhum. Sebes podadas com capricho, mais altas do que a minha cabeça, cresciam em ambos os lados dos caminhos, e eu me perdia no labirinto ou emergia numa pradaria cercada por arbustos em flor, trepadeiras e canteiros de lírios e rosas. No meio disso tudo estava o elemento principal do jardim: um tanque quadrado com um mosaico de azulejos coloridos, tendo ao centro uma fonte a jorrar e, aqui e ali, cardumes de peixinhos dourados.

Para mim, a Turquia era um mundo fundamentalmente físico e sensorial, um lugar e um modo de vida que tinha de ser visto, cheirado e sentido antes de poder ser analisado, testado e compreendido. Eu sofria com a súbita interrupção dessa experiência após cada período de férias de verão e, junto com a minha família, voltava para a nossa casa em Delaware em virtude do início do ano letivo.

Então, quando eu tinha 10 anos, logo antes de nossas costumeiras férias na Turquia, meu pai sentou-se comigo à mesa da cozinha. "Quero que você conheça a minha cidade natal", disse ele solenemente, esperando pela minha reação.

"Claro", disse eu.

"Não é por um dia mas por todo o verão", continuou ele. "Você vai ficar hospedado com minha irmã mais velha, na casa onde eu nasci."

"Baba", disse eu, usando a carinhosa palavra turca que significava pai, "quando partimos?" Eu estava pensando num paraíso como o da elegante *villa* de meu avô, onde eu viveria grandes aventuras.

"Em julho. Você e Seval partirão de Istambul."

Ele fez questão de que minha irmã e eu viajássemos sem ele até o vilarejo, onde os nossos parentes tomariam conta de nós. "Nada mudou muito por lá", acrescentou meu pai. "Eles ainda dormem no chão sujo."

Pensei em acampamentos, tendas, sacos de dormir.

"Todos os dias você varre a sujeira", explicou ele.

"Varrer?"

"Você verá."

Saindo de Istambul, fomos para Ancara, a capital do país. Minha tia Ayse, uma mulher animada e maternal, encontrou-nos lá e nos levou para uma viagem de ônibus de três horas em direção ao sul, subindo e descendo montanhas até chegarmos a Konya, um centro de dançarinos e de místicos islâmicos sufistas. Em seguida tomamos outro ônibus e viajamos por mais duas horas pelos áridos campos e colinas ondulantes até chegar a Bozkir, o vilarejo de meu pai, um povoado com uma só rua no quente cinturão agrícola da Turquia meridional.

A casa de dois cômodos, onde minha tia morava e na qual o meu pai havia crescido, tinha chão de terra batida e telhado de argila. Não havia telefone e, à noite, a única fonte de luz era uma lâmpada incandescente que pendia do teto. Seval e eu dormíamos no chão, em um dos quartos, com nossos dois primos — todos nós aconchegados sobre alguns cobertores sobre o qual era colocado um lençol —, e minha tia e meu tio dormiam no outro quarto. Para fazer as necessidades, usávamos um buraco no chão, sob o qual corria o esgoto. Tomávamos banho numa tina ou no *Hamam* — o banho turco — no centro do vilarejo. Para beber água, tínhamos de passar por galinhas e burros até chegar a uma fonte com torneira.

Dentro de pouco tempo eu estava adorando tudo aquilo — o ritmo simples dos dias, o contato íntimo com a natureza e com a família, o sentimento de descoberta. O único problema que tive estava relacionado com as práticas locais de toalete. Falando de forma clara e direta, nos Estados Unidos a maioria das pessoas limpa o ânus com papel higiênico. Em Bozkir, a maioria das pessoas se lava com a mão esquerda (a direita é para comer e apertar as mãos). Na primeira vez em que entrei na latrina e vi um buraco no chão e um balde de água ao lado dele, fiquei indignado. A coisa toda era revoltante, até mesmo bárbara, pensei eu.

Depois de alguns dias, levantei a questão junto a meus parentes. "Por que vocês não usam papel higiênico?", perguntei em turco.

Alguém respondeu à minha pergunta e o fez sem papas na língua...

"Quer dizer que você acha que limpar o rabo com papel higiênico é melhor do que lavá-lo com água?"

"É claro", disse eu.

Eles, então, explicaram-me pacientemente o lado prático de sua posição. Papel higiênico custa dinheiro e iria entupir o primitivo porém eficiente sistema de esgoto de que dispunham. Além disso, a pele da mão e a água são mais suaves do que o papel, que é mais abrasivo e não limpa tão bem. Também dá menos hemorróidas, acrescentou outra voz. O argumento definitivo foi uma pergunta habilidosamente colocada: "O que você faria se estivesse com a mão suja de fezes? Iria lavá-la com água ou limpá-la com papel higiênico?"

Depois de alguns momentos de consideração, compreendi o ponto de vista deles. E reconheci, de maneira lógica e instintiva, que nesse particular não havia certo ou errado — apenas costumes diferentes. Tive a sorte de receber cedo na vida essa lição acerca da tolerância em relação ao choque entre as culturas. Com minhas idas e vindas entre os Estados Unidos e a Turquia, senti-me tão à vontade mudando de cultura como de língua. E depois que adotei a medicina como profissão, essa postura tolerante em relação ao mundo permitiu-me conhecer e examinar outras idéias a respeito de como as outras pessoas vivem, como pensam e, obviamente, como elas curam umas às outras.

Ainda criança, notei uma grande diferença no modo como os turcos e os norte-americanos cuidam de seus pacientes internados em hospitais. Quando acompanhei meu pai em visitas a seus antigos colegas, em modernas clínicas e hospitais de Istambul, os parentes invariavelmente ficavam acampados dia e noite ao redor da cama do paciente. Eu os via ministrando medicamentos, compartilhando refeições feitas em casa, trocando a roupa de cama e realizando outras tarefas simples. Meu pai explicou-me que, mais do que qualquer outra coisa, elas estavam confortando o paciente, de modo que ele nunca se sentisse sozinho ou abandonado. Essa atitude em parte era estimulada pelas inadequações que eles percebiam existir no sistema hospitalar da Turquia.

Em contraste, nos hospitais dos Estados Unidos, onde o meu pai clinicava, os horários para as visitas eram rígidos, e os parentes raramente ajudavam as enfermeiras e os serventes do hospital. O corpo de funcionários do hospital encarregava-se de tudo e, em geral, pedia-se que os visitantes não interferissem. Era comum ver rostos solitários olhando fixamente para a parede ou matando o tempo, em silêncio, diante de televisores. Eu sentia pena daquelas pessoas e torcia para que alguém as visitasse e lhes trouxesse um pouco de ânimo. Na época, eu não sabia que, por si só, a solidão poderia prejudicar fisicamente uma pessoa. É óbvio, porém, que isso pode acontecer.

A percepção incipiente que estava surgindo dentro de mim recebeu um impulso adicional com o caso de Bekir, o alegre e animado jardineiro da *villa* de meus avós. Na época, ele tinha quarenta e poucos anos de idade e era um tipo magro, com feições de traços marcados e com um dente canino a menos — uma característica que era bem evidente, porque ele sorria muito. Nunca descobrimos se ele havia tido algum problema de nascença ou se fora ferido na guerra, mas o fato é que ele era um tipo ingênuo, simples de espírito. Também era surdo e, não obstante, muito talentoso em seu trabalho. Todos os dias, ao raiar do sol, ele começava a regar as plantas, encharcando o gramado e os canteiros de flores, trabalhando sem preocupações e passando alegremente de uma tarefa para a seguinte.

Bekir não tinha amigos, nenhum contato humano a não ser conosco — as crianças — e com os empregados da cozinha, que lhe davam comida. Sua única fonte de amor eram uma gata extraviada e seus filhotes, dos quais ele cuidava em sua choupana atrás da garagem. Ele os alimentava com as sobras do seu jantar e eles dormiam em sua cama. Bekir brincava com eles, alimentava-os e fazia-lhes carinho.

Quando minha avó — a mãe de minha mãe — descobriu sobre os gatos, ela disse a Bekir para livrar-se deles. Mulher autoritária, ela achava que os gatos poderiam transmitir doenças. Mas Bekir não podia abandoná-los. Ele desobedeceu a uma ordem direta e um dia os gatos desapareceram. Minha avó os havia envenenado.

No decorrer de um mês Bekir pareceu envelhecer uma década. Perdida a antiga felicidade e alegria de viver, ele se arrastava apaticamente pelo jardim, taciturno e letárgico. Posteriormente, depois de regressar de minhas férias de verão em Istambul, fiquei sabendo que ele, depois de ter ficado muito doente, morrera. Minha mãe disse que a causa da morte fora "coração partido". Embora eu hoje seja um cirurgião cardíaco e se espere que eu saiba que na verdade as pessoas não morrem com o "coração partido", ainda acho que ela estava certa.

Depois disso, acabei indo para Harvard e para a faculdade de medicina da Universidade da Pensilvânia, onde o meu treinamento baseou-se exclusivamente na medicina ocidental, e estava tão bem informado com toda a ciência básica e com os procedimentos clínicos que um médico moderno deve saber que pude dedicar pouca ou nenhuma atenção às abordagens alternativas de cura. Minha primeira tarefa foi aprender a conhecer o corpo, e recebi um cadáver no primeiro dia de meu curso de anatomia. Hesitei um pouco antes de fazer a minha primeira incisão mas, feito o corte, fiquei imediatamente absorto pela tarefa. Assim como os meus colegas que estavam no grande e asséptico salão do laboratório de anatomia, fiquei sentado na minha mesa, diligentemente empenhado em cortar, perguntar, dissecar, observar e identificar.

Fiquei conhecendo "Charlie", meu cadáver de 62 anos, da maneira usual — identificando todas as estruturas que haviam dentro dele, desde os folículos capilares de seu couro cabeludo até as pontas de suas unhas. Charlie sofrera de doença cardíaca, coisa que pude concluir observando a existência de placas de depósitos calcificados em algumas de suas artérias coronárias. Também pude sentir como era delgada e mal nutrida a porção da parede muscular cardíaca que se encontrava doente. Nesta altura o coração de Charlie estava flácido e com uma coloração cinza-amarronzada — como a maior parte de seu corpo embebido em formol — revelando pouca coisa a respeito do homem que estava por detrás daquele órgão tristemente maltratado. Eu me perguntava que tipo de homem ele poderia ter sido, que tipo de vida iria castigar o seu coração daquela maneira. A partir dos calos e cicatrizes de suas mãos, eu podia dizer que ele provavelmente fazia algum tipo de trabalho manual. Ele tinha pernas tortas, era calvo no topo da cabeça, estava com uns dez quilos de excesso de peso e tinha muitas cáries. Considerando o estado de seu fígado, eu podia também dizer que ele provavelmente havia exagerado no consumo de bebidas alcoólicas. Apesar de estar começando a aprender medicina, pude facilmente concluir que, se Charlie tivesse cuidado melhor de si mesmo, ele poderia ter vivido bem mais tempo.

Durante esse primeiro ano, deixei-me absorver completamente não só pela anatomia como também pela fisiologia e pela bioquímica. Os estudos eram um prazer. Pela primeira vez na vida senti que todo fato, toda aula, toda veia identificada era um fragmento importante e significativo do grande mosaico do conhecimento médico. Como profissional, eu usaria tudo isso.

Num nível intelectual, descobri um tipo de verdade física e mecânica. Porém, num outro nível, mais psicológico, eu acreditava estar longe da iluminação. Por quê? Porque eu havia deparado com a "teoria da célula-avó".

Se você encontrar sua avó na rua, eu posso lhe dizer, cientificamente, a maneira exata como você reconhece a sua forma. As suas redes neuronais assemelham-se um pouco a um protozoário delgado, com corpos celulares e pequenos tentáculos aguçados. Eles estão em contato uns com os outros, entrecruzando-se como circuitos elétricos, e as combinações desses circuitos desempenham um papel na produção da memória. Eles lhe dão uma idéia acerca da forma e do movimento, o qual está sempre presente. Mesmo quando o que você vê não está se movendo, os seus globos oculares estão sempre se movendo, tremulando. Posso desenhar para você diagramas de células receptoras, nervos óticos, descrevendo toda a via de percepção até o menor dendrito de uma determinada parte do seu cérebro. Eu posso dizer a você como os seus olhos percebem matizes de sombra e luz no corpo de sua avó, em seu nariz, em seus olhos e cabelos. Também posso explicar por que você consegue distinguir as cores. Todavia, eu não posso explicar como você sabe que esse conjunto de características é a sua avó.

Conheça a teoria da célula-avó: em alguma parte dos bilhões de neurônios do seu cérebro, há uma célula que reconhece a vovó. Quando você vê aquele rosto, ouve aquela voz, observa aquele determinado jeito de caminhar, você sabe que é a vovó.

Não há nenhuma prova disso — trata-se apenas de uma teoria que aceitamos graças à nossa fé. Entretanto, quando acabei de ler essa explanação, feita pelo mais proeminente profissional desse campo, eu não pude aceitá-la. Agora sei que é assim que a medicina freqüentemente trabalha — teorias preenchem as lacunas que não podem ser explicadas. Naquela época, porém, fiquei desencorajado. Senti-me fraudado, como se eu tivesse lido um romance policial e sem nunca chegar a descobrir quem tinha sido o assassino.

Para mim, a teoria da célula-avó debilitava todo o sistema de medicina alopática ocidental porque não respondia à questão principal: Como você realmente consegue reconhecer a vovó. Se você mergulhar suficientemente fundo na compreensão da base fisiológica da medicina, em geral acabará chegando a um ponto em que você não poderá mais defendê-la cientificamente e terá de aceitá-la com base na fé. Eu não podia fazê-lo.

Comecei a explorar a possibilidade de que houvesse alguma outra coisa que nos permitisse reconhecer aqueles a quem conhecemos. Vamos dizer que esta seja uma força espiritual ou unificadora que a ciência ainda não pode quantificar nem provar que existe — um fenômeno que, de alguma maneira, é influenciado pela consciência, pelo interesse, pela empatia ou pelo amor. Consideremos o relacionamento especial que gêmeos idênticos freqüentemente têm e os muitos casos misteriosos e documentados de pessoas que sabem o momento exato em que alguma coisa boa ou ruim aconteceu a uma pessoa querida que estava distante. Como podemos explicar essas coisas sem ao menos olhar de relance para as qualidades não-físicas da mente?

Esses fenômenos tampouco se limitam aos humanos. Em 1962, por exemplo, os pesquisadores Sara Feather e J. B. Rhine reuniram dezenas de relatos sobre animais de estimação perdidos que voltaram a seus donos a partir de locais distantes. Uma história que me deixou particularmente impressionado foi a de Bobbie, uma cachorra *collie* que estava com uma família que havia saído de Ohio e viajava para a sua nova casa no Oregon, onde Bobbie nunca havia estado. Numa parada em Indiana, a cachorra fugiu, vagou ao léu e, aparentemente, ficou perdida. Depois de tentarem inutilmente encontrá-la, a família desistiu da busca e seguiu a viagem rumo ao oeste. Meses mais tarde, Bobbie apareceu na nova casa no Oregon.

O amor certamente produz um tipo de ressonância, causando – assim como a ansiedade ou a raiva – imediatas flutuações em neurotransmissores, hormônios e em várias substâncias químicas no cérebro e no sangue. Por que não poderiam essas emoções – na forma de pensamentos ou orações – ressoar além do corpo, chegando até aqueles que estão ao nosso redor ou atravessando longas distâncias? A moderna medicina, concluí, algum dia terá de cruzar o abismo que marca a separação entre a chamada ciência ortodoxa – os conhecimentos obtidos com todo o rigor do método científico – e o domínio da espiritualidade. Eu imaginava que a mente humana, o corpo e o espírito fossem raios de luz que se cruzavam em alguma parte dentro do corpo. Eu queria descobrir onde os raios se cruzavam, onde o corpo, a mente e o espírito se encontravam.

Por felicidade, ainda nesse ano, conheci Lisa Lemole, minha futura esposa e a companheira de quem eu iria precisar nessa busca. A família dela e as crenças pouco convencionais que eles abraçavam iriam proporcionar-me uma série de experiências e revelações que modificariam para sempre as minhas idéias em relação à cura e fariam a ponte entre as minhas duas culturas, a oriental e a ocidental.

A família de Lisa vivia num tipo de *Camelot*, uma fazenda de 17 hectares próxima aos limites da cidade de Filadélfia. Lembro de ter passado com o carro através de um portão e seguido por uma longa entrada de automóvel à sombra de pinheiros, passando por *padocks,* currais e pastagens verdejantes até chegar a uma grande tabuleta pregada no tronco de uma árvore. As letras pretas, cuidadosamente pintadas sobre um fundo branco, diziam:

*Reduza para 3 quilômetros por hora ou menos.
Cuidado com crianças, animais,
duendes e unicórnios*

Os infratores devem precaver-se contra ataques de gigantes

Os Lemoles eram vegetarianos que moravam em uma pequena comunidade religiosa chamada Bryn Athyn. Eles e a maioria de seus vizinhos seguiam os preceitos de Emanuel Swedenborg, um notável cientista, matemático, metalurgista, filósofo e inventor sueco do século XVIII, que também era versado em muitos outros campos que desafiam uma categorização. Na juventude e na meia-idade, ele fez o primeiro projeto de um planador e inventou um submarino, uma metralhadora, um aparelho para surdez e uma estufa hermeticamente fechada para aquecimento interno. Ele também descobriu a função das glândulas de secreção interna e escreveu o primeiro texto de álgebra sueco. Em seguida, até sua morte, em 1772, ele dedicou o restante de sua longa vida a interpretações bíblicas que ele recebia por meio de visões do reino eterno dos "espíritos" ou anjos. Em certa ocasião Swedenborg teve uma visão mental e anunciou publicamente que Estocolmo estava em chamas. Vários dias depois, chegou ao distante vilarejo onde Swedenborg morava a notícia de que um grande incêndio havia destruído boa parte de Estocolmo.

Swedenborg escreveu que a segunda vinda do Senhor não significava um retorno de uma pessoa ou divindade, mas sim de um segundo entendimento ou iluminação da mensagem do Senhor. Ele também acreditava que todos nos tornamos anjos ou espíritos e que, quando um homem e uma mulher se casam, eles o fazem não apenas para fortalecer a sua união como também estendem o casamento no além-túmulo, por toda a eternidade. A imagem dos anjos e do além que tem dominado a arte sacra e a teologia cristã — tanto protestante quanto católica — nos últimos dois séculos deriva, em parte, das visões que Swedenborg tinha a respeito desse outro reino.

Quando comecei a ler sobre Swedenborg e as obras de outros grandes pensadores, notei um tema central que freqüentemente se repetia. As explicações da vida baseadas apenas na lógica rigorosa e no mundo material sempre serão insuficientes; precisamos expandir a nossa visão de modo a englobar dimensões adicionais da existência. William Blake expressou esta idéia profunda numa linguagem simples e ressonante que considero particularmente comovente.

Ver um Mundo num grão de areia,
e um Paraíso numa flor silvestre,
Ter o Infinito na palma da mão,
E a Eternidade numa hora.

O pai de Lisa, o dr. Gerald Lemole, era um respeitado cirurgião cardíaco com sólidas credenciais – em 1968 ele fez parte da primeira equipe de transplante de coração dirigida pelos drs. Michael De Bakey e Denton Cooley. Contudo, ele também era suficientemente iconoclasta para prescrever vitaminas a seus pacientes muito tempo antes de isso tornar-se uma prática corriqueira e para defender os benefícios terapêuticos da massagem. Ele propôs a teoria de que, ao estimular os vasos linfáticos a removerem as toxinas do corpo, a massagem acelera a cura de tecidos doentes ou feridos – e apoiou essa controvertida idéia com dados de experimentos animais nos quais ficou demonstrado que a drenagem linfática aumentava mesmo quando se massageavam apenas os coxins das patas dos cachorros.

Tanto ele quanto sua mulher adotaram uma visão "holística" da cura, significando isso que os cuidados com o corpo não podiam ser separados da vida emocional e espiritual da pessoa. O corpo e a mente eram uma só entidade, formavam um mesmo todo. A sra. Lemole, conforme vim a descobrir, adotou essa crença ao longo de sua luta com a doença de Addison, uma rara patologia auto-imune que compromete a capacidade de as glândulas adrenais produzirem cortisona. Durante sua doença ela ficou decepcionada com as limitações da medicina tradicional e começou a procurar terapias alternativas, como ervas, vitaminas, meditação, homeopatia, massagens e vegetarianismo. Aos poucos ela começou a curar a si mesma usando uma dieta macrobiótica e suplementos de vitaminas, junto com tratamento principal à base de cortisona, um medicamento que substitui o hormônio que é produzido em quantidades insuficientes nos pacientes que sofrem da doença de Addison. Quando a conheci, já fazia muito tempo que ela estava pas-

sando muito bem e estava convencida dos benefícios do uso de tratamentos alternativos como complemento para a medicina alopática.
Com efeito, ela era uma grande conhecedora de remédios caseiros. Para cortes, escoriações e contusões ela esfregava calêndula, um produto homeopático. Para dores profundas, ela indicava chá de confrei, uma herva medicinal. Para dores musculares, usava gel de arnica. Para articulações artríticas, sugeria a ingestão de uma mistura de suco de laranja e óleo de fígado de bacalhau. E ela usava cápsulas de citrato de cálcio e de citrato de magnésio para cãibras nas pernas. "Essas terapias muitas vezes funcionam tão bem quanto os medicamentos ocidentais", dizia ela. "Então, por que não usá-las? Uma simples pílula de magnésio e cálcio pode até mesmo amenizar arritmias cardíacas. E se isso não funcionar, você ainda pode procurar um médico." Ela acabou convencendo o meu pai, que sofre de arritmias atriais, a começar a usar suplementos de cálcio e magnésio, os quais aparentemente trouxeram-lhe benefícios. Algum tempo depois, colegas meus descobriram e publicaram, em respeitadas revistas médicas, a informação de que o magnésio reduz a freqüência de arritmias, uma complicação que ocorre em muitos pacientes que se submetem a cirurgias de coração aberto. Minha sogra, uma mulher que não era formada em medicina, estava certa.

Contudo, ela não desprezava a medicina convencional. Resultados eram o que importava. Se o problema era agudo – um osso quebrado, um corte profundo – ela corria para a sala de emergência de algum hospital para que o osso fosse imobilizado ou a pele suturada. Entretanto, para a maioria dos problemas comuns e de menor significado, desde dores de cabeça ou de ouvido, resfriados e indigestão até pequenas queimaduras, contusões e infecções, ela usava os seus próprios recursos. "Na maioria dos casos, você pode curar a si mesmo", ela gostava de dizer. "A informação está lá. Você só precisa olhar."

Naquela época, porém, como estudante de medicina oriundo de uma família de imigrantes conservadores que acreditavam que os médicos tinham o monopólio do bom discernimento, eu ainda tinha uma atitude arrogante e complacente. A medicina alopática me daria todas as respostas.

Recebi uma importante lição de humildade médica com o nascimento de Daphne, minha primeira filha. Lisa e eu estávamos em Baltimore, numa manhã, num leilão de cavalos, quando sua bolsa se rompeu. O líquido amniótico que envolvia nossa primeira filha tinha vazado e, por tudo o que eu sabia, a vida da criança poderia estar em perigo. Voltamos rapidamente para Filadélfia, a quase duas horas de distância, para ir até a parteira que vinha acompanhando Lisa. Embora tivesse procurado inicialmente um obstetra, ela preferiu a parteira, uma mulher que lhe foi recomendada pelo médico quando Lisa lhe pediu que indicasse alguém para esse tipo de abordagem em relação ao parto. Conquanto estivéssemos obviamente esperando um parto sem complicações, a parteira, logo que chegamos, deu-nos as más notícias. Ela mencionou dados recolhidos de hospitais dos Estados Unidos e que mostravam que, uma vez rompida a bolsa, era provável que o feto fosse contaminado em 24 horas. A prática convencional nesses casos era induzir o parto caso as contrações espontâneas não tivessem começado em 12 horas. Cerca de metade das mulheres estudadas ainda assim não conseguiam dar à luz em tempo e necessitavam de cirurgias cesarianas.

Todavia nossa parteira mencionou que, alguns anos antes, as mulheres índias do sudeste dos Estados Unidos trabalhavam rotineiramente na lavoura durante a gravidez e, muitas vezes, tinham uma ruptura de bolsa alguns dias antes do parto.

"O que acontecia a elas?", perguntou Lisa
"Nada. Elas davam à luz bebês saudáveis."
"Sem infecções?"
"Nenhuma, e elas nunca induziam um parto prematuro."
Perguntei a mim mesmo por que isso acontecia. Qual seria a diferença? A alimentação? O clima?

Nossa parteira tinha uma teoria. Ela achava que as infeções de fetos de mulheres hospitalizadas eram causadas pelos próprios médicos, os quais inadvertidamente contaminavam as mulheres que haviam sofrido ruptura de bolsa ao fazer os costumeiros toques vaginais para verificação do tamanho do colo do útero. O examinador colocava uma luva estéril e a deslizava pela vagina contaminada, introduzindo-a no colo do útero e levando bactérias para a cavidade amniótica, a qual, antes disso, estava estéril.

Olhei para Lisa no momento em que ela foi chamada. Embora desde o início estivéssemos pensando em um parto natural, acho que muitos casais não teriam hesitado. A cirurgia cesariana era o que a medicina convencional freqüentemente recomenda e, graças a ela, muitas vidas têm sido salvas – tanto de mães como de crianças.

Lisa resolveu evitar o exame e esperar. Fiquei no corredor, andando nervosamente de um lado para o outro, enquanto ela esperava o início das contrações. Vinte e quatro horas depois, Lisa entrou em trabalho de parto. Cerca de 36 horas após a ruptura da bolsa, nossa primeira filha nasceu sem nenhuma complicação.*

Em vez de seguir a lógica da medicina convencional, nós esperamos pacientemente o desenrolar do processo natural. E eu, na época acabando de me formar em medicina, adquiri um conhecimento mais profundo e maior respeito por uma abordagem diferente de cuidados médicos com uma parteira armada com técnicas de massagem com pomadas e constantes instruções baseadas no seu conhecimento prático. Todavia, eu também reconheci que queria que a minha filha nascesse num hospital onde fosse possível fazer uma cirurgia cesariana – como que estendendo uma rede de segurança sob a abordagem alternativa. Com essa experiência, senti que havia ultrapassado uma nova fronteira e entrado num domínio em que, suavemente, o antigo combina-se com o novo e ambos tornam-se compatíveis.

Um último remate ao meu treinamento ocorreria no final da minha residência médica. Depois de tantos anos de esforço, eu não podia deixar de pensar que, dessa vez, eu tinha aprendido o jeito "certo" de cuidar dos pacientes. Foi então que um caso particularmente frustrante fez-me cair na realidade.

Quando eu fui chamado para dar assistência a uma mulher de 55 anos de idade com um sangramento de úlcera gástrica, este me pareceu um problema simples. Ela estava muito doente e havia sangrado até chegar a um hematócrito de 17. Hematócrito é a percentagem de células vermelhas no sangue, a qual, em pessoas normais, está por volta de 45 por cento. O dela não estava tão baixo que eu não pudesse operá-la mas fiquei aborrecido por não lhe terem feito uma transfusão. Ao investigar essa "negligência", fiquei sabendo que ela não podia receber san-

---

* Tomamos a decisão de esperar depois de uma consulta com a parteira e com o nosso obstetra, o qual concordou que este era um caminho racional. Não recomendo que outras pessoas, em circunstâncias semelhantes, tentem um parto natural sem o consentimento de seus médicos.

gue por causa de suas crenças religiosas. Ela era uma Testemunha de Jeová.

Fui até a sala de espera e conversei com a família. Devia haver umas trinta pessoas lá, que se juntaram ao meu redor. "Ela vai morrer", disse eu, com firmeza, "se não lhe fizermos uma transfusão de sangue." Expliquei sobre o hematócrito baixo.

Não tem importância – não lhe dê sangue, respondeu a família, depois de conferenciarem entre si.

"Eu entendo as convicções religiosas de vocês", prossegui, "mas, como médico, devo dizer-lhes que essa senhora precisa de sangue agora."

"Não lhe dê sangue", repetiu o marido dela.

"Está bem – vamos operar sem ele, mas esse é um risco desnecessário", respondi, retirando-me.

Depois que fizemos a preparação na sala de cirurgia, abri o seu abdômen, liguei os vasos que estavam produzindo o sangramento da úlcera, fechei a abertura do estômago e levei-a para a sala de recuperação. Obviamente, ela perdeu muito sangue, tanto durante a cirurgia como a partir da úlcera, antes que pudéssemos fechá-la. Seu hematócrito havia caído para 7, um valor tão perigosamente baixo que suas veias e artérias continham principalmente água e não sangue. Seus órgãos, insuficientemente alimentados, estavam começando a morrer. Ela não estava urinando, os batimentos cardíacos eram irregulares e os pulmões começavam a falhar. Ela estava em coma.

Voltei a falar com a família. "Olhem," disse eu, "pessoas jovens e saudáveis morrem com este hematócrito. Ela não é uma pessoa jovem e saudável. É uma mulher de meia-idade que perdeu muito sangue. Ela precisa receber uma transfusão."

Eles permaneceram irredutíveis em sua crença.

Eu estava perturbado com tal obstinação. "Quero que vocês pensem nisso cuidadosamente", disse eu, "porque vocês estão me dizendo que, por causa de uma crença religiosa, vocês vão matar a própria mãe. Certo?"

Algumas pessoas inclinaram a cabeça, indicando terem entendido o que eu acabara de falar. Fiquei perplexo. Descrevi o que iria acontecer a ela, as longas e arrastadas horas de agonia até morrer. Então, eles me perguntaram se eles poderiam ter algum tempo para discutir a questão.

"Tudo bem", disse eu, aborrecido e um pouco impaciente. "Vou fazer uma ronda pela enfermaria e estarei de volta em 15 minutos. Discutam isso e dêem-me uma resposta."

Deixei a sala. Eu sabia que eles iriam mudar de idéia. Eu era um vendedor razoável e acabaria por convencê-los. Imaginei que eles precisariam de tempo para deixar as pessoas que estavam do meu lado convencerem as outras de que deveriam abrir uma exceção apenas dessa vez. Dei instruções às enfermeiras para que deixassem o sangue preparado.

"E então?", perguntei, voltando à sala de espera.

"Nada de transfusão", disse uma jovem.

Fiquei aturdido. E ela não era a única que havia rejeitado a idéia. Eles estavam unidos em sua crença. Fiquei tão zangado que fui embora do hospital. Eu não podia suportar vê-la morrer. Eu não podia acreditar que, de fato, eles iriam matá-la. Ela era *minha* paciente. Fui para casa, deixando os residentes mais novos supervisionando sua morte; eu estava impotente e não tinha como salvá-la de seus parentes mal orientados.

Ela sobreviveu durante aquela primeira noite, ao longo do dia seguinte e na semana seguinte. A cada hora ela ficava melhor. De alguma maneira ela conseguira sobreviver quase sem nenhum sangue em seu corpo. E em dois dias sua medula óssea começou a reagir, aumentando a produção de sangue. Dentro de uma semana ela já apresentava um hematócrito de 12. Ela continuou a produzir novas células e acabou chegando a valores seguros. Em menos de duas semanas ela estava voltando para casa.

A sobrevivência dessa paciente foi uma humilhação para o meu orgulho profissional. O dr. Ciência Ortodoxa estava errado. Eu tinha pensado tanto no meu sucesso como médico que deixei de compreender o que estava realmente se passando. Por fim, acabei descobrindo o que acontecera. Eu tinha desconsiderado os desejos da família porque não havia compreendido o que eles estavam dizendo. Eles não disseram: "Não faça a transfusão porque achamos que ela vai viver." Eles disseram: "Não faça isso porque achamos que esta é a coisa certa a ser feita. Se a hora dela tiver chegado, que assim seja. Caso contrário, ela viverá."

Hoje eu ainda tentaria convencer o meus pacientes a receberem sangue se isso for necessário. Tenho a forte convicção de que o paciente ou seus familiares não devem aderir cegamente a regras religiosas que requerem um tipo de cuidado médico que não é o mais indicado diante das evidências atualmente disponíveis. Todavia, posso compreender que, para pessoas como os parentes da minha paciente, havia uma meta mais elevada do que sobreviver até o dia seguinte. Se eu tivesse feito uma transfusão na mulher e ela tivesse sobrevivido, eu teria ido contra tudo o que ela considerava sagrado. A família dela compreendia isto; eu não. A atitude deles permitiu-me enxergar um outro aspecto — mais espiritual — da recuperação. Talvez as preces deles tivessem funcionado. Talvez alguma outra dinâmica, que ainda não podemos compreender em termos científicos, estivesse envolvida.

Não é sempre que eu, o médico, tenho a melhor resposta. Eu tinha as minhas limitações e aquela era a melhor lição que eu poderia ter aprendido naquela ocasião. O fato de a minha paciente Testemunha de Jeová ter sobrevivido serviu de catalisador para a minha busca de tratamentos não-convencionais. Uma vez mais, porém agora com um ponto de vista diferente, comecei a abrir os olhos para uma gama muito mais ampla de cura e de cuidados com a saúde. Os resultados seriam revolucionários — para mim mesmo e para os meus pacientes.

3

Alta Tecnologia, Nenhuma Tecnologia

As esperanças dos pacientes são o melhor aliado do médico.

— Norman Cousins

Seja bem-vindo ao século XXI, a era dos reparos de alta tecnologia. A pessoa comum vem até nós acreditando que a ciência ortodoxa e a medicina moderna irão resolver qualquer problema. Assim, nós registramos os sintomas e – de forma eficiente e científica — fazemos todas as medições e testes, com os nossos monitores eletrônicos, exames de laboratório e equipamentos de raios X para chegar a resultados claramente definidos.

Todavia, o diagnóstico correto que estamos buscando depende de outras coisas além do resultado dos exames. Temos de considerar todos os fatores que contribuíram para o surgimento do problema do paciente. Algumas pessoas apresentam todos os fatores de risco — o paciente é fumante, obeso, alimenta-se de forma errada, não faz exercícios e tem um nível elevado de colesterol e história familiar de ataques cardíacos. Existem também as pessoas que *não deveriam* ter uma doença cardíaca — a mulher é magra, alimenta-se corretamente, não fuma, pratica *jogging* e seus pais não têm problemas cardíacos. Todavia, ao contrário do que poderia ser previsto por esses fatores, o homem obeso convive bem com as suas artérias obstruídas e a mulher esguia tem um ataque cardíaco extenso.

O que está acontecendo? Aprofundando a investigação, descobrimos que o homem obeso, que aparenta ser uma bomba-relógio cardíaca, tem um temperamento tranqüilo e alegre, o qual faz com que seja pequena a probabilidade de que as suas artérias venham a ter espasmos potencialmente mortais. Quanto à mulher, podemos vir a descobrir que o marido a abandonara ou que ele estava tendo um caso extraconjugal, e que essa infidelidade — e sua subseqüente depressão — haviam contribuído para o surgimento do problema cardíaco.

Não existe dúvida de que a vida emocional pode influenciar o coração. Um bom exemplo é um dos meus pacientes, John Haelin, um fornecedor de alimentos de 70 anos de idade, originário do norte do Estado de Nova York. Ele tinha uma alimentação equilibrada e praticava exercícios físicos regularmente. Nunca havia sofrido nenhum ferimento ou doença séria e nunca tinha sido hospitalizado. Homem ativo e pai de oito filhos, John gostava de esquiar e jogar golfe, tendo sido abençoado com um temperamento feliz e estável. Com certeza, ele não era um típico candidato a um ataque cardíaco.

Uma noite, porém, ele foi acordado por um ruído de coisa se quebrando em frente de sua casa e, antes de conseguir sentar-se, dois homens grandes entraram em seu quarto. Ambos atravessaram o quarto e, arrancando-lhe os cobertores, começaram a espancá-lo, golpeando-lhe repetidamente no rosto. John tentou inutilmente proteger-se com as mãos até que um dos homens agarrou o telefone e, usando-o para dar-lhe uma pancada na cabeça, deixou-o inconsciente.

Quando os paramédicos chegaram, John estava perdendo sangue e gemendo de dor. No hospital, os médicos trataram-lhe o nariz quebrado, os cortes e as contusões, e monitoraram sua concussão cerebral e a visão dupla. Em seguida, os cirurgiões repararam a órbita do olho esquerdo e o osso malar com uma placa de titânio. Depois de passar dez dias no hospital, ele teve alta e foi mandado para casa — um homem física e emocionalmente alquebrado.

"Senti-me violentado, completamente indefeso", contou-me John, meses depois, no Columbia. "Não existe nada pior do que isso."

Oito meses depois do assalto, pelo qual os culpados foram presos e processados, John foi atacado outra vez — dessa vez a partir de seu próprio corpo, pela angina.

"Não aconteceu da noite para o dia", disse John, "mas eu estava reduzindo o meu ritmo. Eu achava que era porque eu estava ficando velho."

Ele tinha começado a sentir um peso no peito que lhe dificultava a respiração. Sua personalidade também tinha mudado, e ele havia se tornado medroso, retraído, emocionalmente esgotado. Quando o vi, em vez de aparentar ser um homem viril de 70 anos, com a aparência de alguém de 50, ele era um homem letárgico e sedentário de 70 anos e que aparentava ter 80.

Depois de ouvir John relatar o espancamento que havia sofrido, pude refazer a espiral descendente que acabara obrigando-o a procurar ajuda. Felizmente, o aparecimento de sintomas preliminares — falta de energia, aperto no peito e dificuldade para respirar — pouparam-no da terrível dor do ataque cardíaco clássico. Entretanto, ele poderia facilmente ter se juntado ao exército de infelizes que morrem todos os dias de "IAM " (infarto agudo do miocárdio) ou, na linguagem coloquial, um ataque cardíaco. Há uma mortalidade de cerca de um terço entre as vítimas de IAM, fazendo com que esta seja a maior causa de morte no mundo ocidental.

Mesmo um trauma já ocorrido e mantido oculto há muito tempo pode influenciar a saúde de um indivíduo. Um de meus colegas, o dr. Samuel Mann, do Cornell Medical Center, em Nova York, teve uma paciente que sofria de hipertensão grave. Tanto seus pais como suas irmãs eram hipertensas e sua mãe havia morrido aos 43 anos de idade por causa desse problema. Mas a paciente do dr. Mann tinha vivido feliz durante muitos anos ao lado de um companheiro. Ela tinha prazer em participar das atividades de sua igreja, não fumava nem ingeria bebidas alcoólicas e não relatava nenhum tipo específico de *stress* em sua vida. Considerando seu estilo de vida, e a despeito de sua predisposição genética, ela não deveria ter uma pressão arterial que estivesse assim tão descontrolada. Apesar de estar tomando cinco medicamentos, sua pressão permanecia na faixa de 150 a 170 por 120 a 130 mmHg. Ela teve períodos de perda da fala, já havia se submetido a uma cirurgia para desobstrução de uma artéria e estava sofrendo de vários outros problemas cardiovasculares.

Então, durante uma visita de rotina ao seu médico, ela se queixou de um pesadelo recorrente no qual um homem a atacava por trás, agarrando-a e derrubando-a no chão. Todas as vezes em que tinha esse sonho ela acordava gritando: "Ele me machucou. Ele me machucou." Ela tinha medo de ir para a cama ou de ir dormir. Quando indagada, ela revelou – pela primeira vez em trinta anos – que havia sido estuprada aos 14 anos pelo noivo de sua irmã. Ela ficara hospitalizada por duas semanas com uma infecção pélvica que a deixara estéril, mas ainda mantinha o estupro em segredo para evitar a destruição de sua família. Depois de revelado o estupro, a pressão da paciente subiu para 240 por 150 e, então, começou a diminuir. No dia seguinte, ela havia baixado para um nível mais normal de 120 por 85. Pouco depois ela começou com suas sessões de psicoterapia e sua vida melhorou drasticamente. Embora ainda necessite tomar medicamentos para controlar o que é uma condição familiar, sua hipertensão agora é perfeitamente manejável.

Eu implantava o LVAD nos pacientes, na expectativa de que o procedimento iria restituir-lhes a saúde. Mas alguns dos pacientes em recuperação, os quais eu achava que deveriam sentir-se felizes por estarem vivos, queriam mais do que isso e ficavam deprimidos. Assim, desde os meus primeiros anos como cirurgião, fui forçado a me defrontar com a diferença entre saúde e ausência de doença.

Tive um paciente com tamanho senso de culpa por seu ataque cardíaco que, em minha opinião, isso quase chegou a matá-lo. Eu havia lhe colocado um coração novo mas seu corpo o rejeitou de imediato. A cada dia ele ficava mais doente. Quando eu lhe disse que ele estava rejeitando o transplante e precisava de uma outra operação, esse sujeito grande e forte irrompeu em lágrimas e chorou como uma criança. Conversando com o paciente, descobri que ele odiava o seu novo coração. Ele sentia que o seu velho coração o havia abandonado e culpava a si mesmo por todas as suas complicações. Vergado sob o peso da culpa, ele sentia que o novo coração o estava apunhalando pelas costas.

Mas se você pensar que o seu coração o está combatendo, então você estará travando uma guerra civil com o seu corpo e não poderá prosseguir no caminho que leva à cura. No caso do paciente acima, nós ajeitamos fisicamente as coisas removendo fluido da região em torno de seu coração e ajustando sua imunoterapia; entretanto, ele somente foi capaz de comprometer-se realmente com a recuperação depois de aceitar o fato de que o problema era a sua depressão e não o coração.

Visto que a maioria dos pacientes com doenças cardíacas tem de permanecer no hospital durante meses, eles são particularmente vulneráveis a uma depressão grave, que pode ser letal. Os pacientes sabem que quase morreram. Eles enfrentaram a própria mortalidade e, para alguns, essa foi uma experiência terrível. A própria máquina de circulação extracorpórea também pode alterar o equilíbrio químico do cérebro e induzir uma depressão bioquímica. Além do mais, existe a constante preocupação de que os mesmos fatores que desencadearam o ataque cardíaco inicial possam a qualquer momento causar um outro.

Vários estudos, é claro, sugerem fortemente que a depressão e as doenças cardíacas estejam de alguma forma relacionadas entre si. Num estudo de 18 meses realizado no Canadá, com 222 pacientes vítimas de ataques cardíacos, descobriu-se que a depressão era um importante elemento de predição de mortalidade pós-operatória entre os 19 que morreram de causas cardíacas. Realizado pelo Montreal Heart Institute, o estudo também descobriu a existência de uma correlação entre morte no período pós-operatório e depressão maior e sintomas depressivos durante a internação hospitalar.

Outro estudo, começado no início da década de 80 pelo dr. William W. Eaton, da Johns Hopkins School of Hygiene and Public Health, acompanhou 1.500 pessoas da população em geral treze anos após terem passado por uma triagem para depressão. Assim como qualquer amostra retirada de uma população, algumas eram deprimidas e outras não; algumas haviam tido ataques cardíacos e outras não. Quando o dr. Eaton e seus pesquisadores ajustaram os seus dados para explicar fatores como idade, sexo, estado civil e história de hipertensão arterial, eles descobriram que as pessoas que sofriam de depressão tinham uma probabilidade quatro vezes maior de virem a sofrer um ataque cardíaco.

Embora os pesquisadores ainda não saibam com certeza se a depressão causa as doenças cardíacas ou vice-versa, alguns deles descobriram alterações fisiológicas que acompanham a depressão — tais como níveis mais elevados de hormônios do *stress*. O dr. Richard Veith, professor de psiquiatria e de ciências comportamentais na Universidade de Washington, em Seattle, por exemplo, descobriu que os níveis de norepinefrina no sangue de pacientes deprimidos é 30 por cento mais elevado do que no sangue de pacientes não-deprimidos. Esse hormônio aumenta a freqüência cardíaca, o que aumenta a carga de trabalho do coração e, se as coronárias já estiverem estreitadas, o risco de um ataque cardíaco.

No início de minha prática profissional, eu descobri – e muito cirurgiões irão concordar comigo – que, se uma pessoa gravemente doente não quer viver, ela muitas vezes morre na mesa de cirurgia ou na unidade de tratamento intensivo. Dois dos meus próprios pacientes ensinaram-me a importância de um fator fundamental – e freqüentemente negligenciado – para a manutenção da vida: o espírito humano.

Harry Leasure e Nigel Peterson eram casos praticamente idênticos. Ambos estavam na casa dos 50, ambos tinham o coração seriamente comprometido e ambos deram entrada na UTI mais ou menos na mesma época. Depois de receberem os dispositivos de suporte ao ventrículo esquerdo, ambos foram colocados na lista de espera para transplante e ambos tiveram complicações semelhantes.

Quando vi Harry Leasure pela primeira vez, ele estava na unidade de terapia intensiva, ligado aos monitores de sempre e respirando com ajuda de um respirador mecânico. Eu havia sido chamado a acompanhar o seu caso porque ele era considerado um possível candidato para implante de LVAD. Examinei sua ficha médica e chequei os diversos monitores. "Ele não está totalmente em morte cerebral", disse-me posteriormente o neurologista do lado de fora do quarto de Harry, "mas acho que o seu estado é irreversível."

"Então não há muito o que fazer", disse eu. "Vamos observar e esperar."

Verifiquei que Harry tinha sofrido um ataque cardíaco de moderada intensidade cerca de quinze anos antes e que havia se recuperado sem cirurgia, recorrendo ao tradicional regime de alimentação com baixo teor de gordura, exercícios moderados e medicação. Dessa vez ele havia tido batimentos em ritmo irregular, seguidos quatro dias depois por uma parada cardíaca que interrompera o afluxo de sangue para o cérebro. Com base naquilo que observamos e no que os exames neurológicos mostraram, a interrupção do fluxo de sangue havia causado um inchaço dos tecidos cerebrais devido à falta de oxigênio. Afora esses fatos médicos e a informação de que ele era diretor de uma grande empresa de ônibus de New Jersey, eu sabia pouca coisa sobre o homem. O restante eu iria aprender com sua mulher, Sandy.

Conversei rapidamente com ela na sala de visitas e, depois disso, eu geralmente a via no quarto de Harry, ao lado da cama. Ela era elegante, bonita e cerca de vinte anos mais jovem do que o marido, o qual, apesar do aspecto moribundo, era um sujeito robusto e com o rosto largo e bem feito. "O corpo dele parece estar em muito boa forma física", eu disse a ela, logo depois de nos conhecermos. Ela explicou-me que ele se mantinha muito ativo no trabalho mas nunca realmente se exercitava para ficar em boa forma nem tampouco praticava nenhum esporte, como golfe ou tênis. "Às vezes ele jogava um pouco de boliche", disse Sandy, "mas não muito." Ela também mencionou muitas caminhadas em cruzeiros oceânicos. Eles haviam estado no Caribe não muito tempo antes do início da última crise cardíaca, e ela achava que a farta comida de bordo talvez tivesse agravado o problema cardíaco do marido.

Conquanto ela provavelmente estivesse correta, era muito provável que uma combinação de fatores que remontavam a seu nascimento e constituição genética tivessem levado Harry ao estado em que ele se encontrava naquela ocasião. A predisposição familiar para doenças cardíacas, seu temperamento, alimentação, peso, o cigarro e a falta de exercícios — tudo isso contribuía para o acúmulo de depósitos gordurosos nas paredes das artérias coronárias. De que modo ele tinha vivido a sua vida? Como ele lidava com seus problemas, crises ou com sua raiva? Eu não sabia. Independentemente do que o tivesse levado ao seu estado atual, o fato era que, como quase todos os meus pacientes, Harry estava muito doente.

"Como *você* está indo?", perguntei a Sandy.

"Eu estarei bem — depois que ele melhorar."

O quadro de Harry tinha se deteriorado tanto que uma cirurgia para revascularização cardíaca não seria mais suficiente. Seu músculo cardíaco estava lesado e funcionando com dez por cento da capacidade normal. Na verdade, nenhuma medida permanente poderia ser feita até que ele apresentasse algum sinal de estar recuperando os sentidos e voltando ao normal em termos neurológicos. Aí, então, eu poderia considerar a possibilidade de implantar-lhe uma bomba LVAD para que ele pudesse continuar vivo enquanto esperava por um doador.

Contei a Sandy que o neurologista havia sugerido que, por causa da lesão cerebral, Harry provavelmente nunca voltaria a ser o mesmo de antes. Boa parte de sua memória poderia se perder e havia a possibilidade de que ele permanecesse em estado de coma. "Ele vai acordar", disse ela, sacudindo confiantemente a cabeça. "Ele só precisa de alguém para ajudá-lo."

Sendo eu um cirurgião cardíaco, quando chego a ver um paciente ele geralmente já passou pelo seu médico, por seus cardiologistas e, talvez, por diversos outros especialistas. Eles submeteram-se a exames, foram medicados, perfurados por agulhas e tiveram seu corpo invadido por acessos venosos e cateteres. Os seus entes queridos já estão por demais familiarizados com médicos, enfermeiras, atendentes, longas esperas, comida de hospital, com os nossos procedimentos e, até mesmo, com o nosso jargão: *imunossupressores*, para medicamentos que minimizam a rejeição aos transplantes, *taquicardia* para batimentos cardíacos em ritmo rápido, ou *revascularização cardíaca*, para as cirurgias de implantação de pontes de artéria mamária ou de veia safena.

Assim, sempre que possível, minha abordagem em relação aos membros da família é esperançosa e positiva. Quero que eles acreditem que, enquanto seu ente querido estiver vivo, ele tem uma chance. Mesmo quando estou diante do que me parecem ser casos sem esperança ou quase sem esperança, tento sugerir que existe alguma luz à frente, uma saída do pesadelo. Esse encorajamento às vezes ajuda os parentes a terem uma atitude mais positiva e determinada para com a difícil situação pela qual está passando a pessoa a quem eles amam. Esse é um fator intangível mas que, no entanto, muitas vezes pode influenciar o paciente de maneiras sutis — antes, durante e após a cirurgia.

Embora a situação de Harry fosse sombria, eu disse a Sandy que ele tinha chance de poder recuperar-se. Quando ela respondeu de forma tão confiante que iria ajudá-lo a voltar, fiquei surpreso porém contente, já que os parentes dos pacientes muitas vezes estão por demais assustados, preocupados ou emocionalmente perturbados para poderem fazer tais pronunciamentos. Fiel à sua palavra, ela permaneceu ao lado da cama do marido, das sete da manhã até tarde da noite. Viajava 50 quilômetros para dormir em casa e estava de volta no dia seguinte. Sempre que eu passava para verificar o estado de Harry, ela estava por lá, falando e sussurrando ao seu ouvido, beijando sua testa e segurando-lhe as mãos. Durante três dias ela manteve uma contínua conversação unilateral. Notei que ela usava um fino colar com uma pequena cruz de ouro. Ela me disse que o tinha ganhado de sua mãe e que nunca o tirava. "Faço todas as minhas orações com ele", disse ela.

No quarto dia, segurei a mão de Harry e pedi que ele apertasse a minha. Antes disso Sandy havia me dito ter sentido um movimento, mas eu não estava obtendo resposta. "Tente você", disse-lhe eu. Ela aproximou-se e levantou a mão dele com as suas. "Vamos, querido", disse ela. "Aperte a minha mão, dê-me um sinal."

Fiquei à espera, enquanto ela continuava tentando fazer com que ele reagisse. Eu achava que seria um milagre se ele conseguisse mover um dedo que fosse. Se as palavras dela tivessem chegado até ele e sido compreendidas, ele teria de fazer um esforço hercúleo para responder. Ele nem sequer estava respirando por si próprio, não tinha nenhum controle sobre as funções corporais, estava praticamente em coma e lá estávamos nós, esperando que ele fizesse um sinal de positivo. Eu não estava otimista. Então, subitamente, Sandy disse: "Olhe, ele mexeu um dedo!"

Da primeira vez que olhei eu não vi nada. Sua mão parecia tão destituída de vida quanto antes. Mas depois pensei ter visto um tremor quase imperceptível em seu dedo médio e no indicador. Eles tinham se movido, ou isso era produto da minha imaginação? Observei atentamente e concluí que Harry de fato tinha movido dois dedos. No dia seguinte não havia dúvida de que ele tinha saído do seu estado de coma.

A equipe resolveu seguir em frente e dar-lhe uma chance. Levei-o para a sala de cirurgia e, sem maiores complicações, implantei nele uma bomba LVAD. A cirurgia correu sem problemas. Todavia, por força do hábito, permaneci atento. Eu já tinha visto muitas reviravoltas inesperadas para conseguir ser complacente mesmo após a cirurgia mais tranqüila e livre de problemas.

Com efeito, quando levamos Harry para a sala de recuperação, o ritmo de seus batimentos cardíacos subitamente se tornou irregular. Depois, não houve mais nenhum batimento, nenhum sangue sendo bombeado para o cérebro. Ele estaria morto em cinco minutos. Comecei a comprimir-lhe o peito, apertando o coração dele com as minhas mãos para manter temporariamente o sangue circulando pelo seu corpo. Por fim, conseguimos reverter a parada usando o desfibrilador elétrico e, então, modificando os medicamentos que lhe estavam sendo ministrados por via intravenosa. Tínhamos entrado no olho do furacão. Levei-o de volta para a sala de cirurgia e liguei o seu ventrículo direito a um segundo dispositivo de suporte. Ele agora tinha um LVAD, para o lado esquerdo do coração, e um RVAD, para o lado direito.

Em medicina às vezes dizemos: "A operação foi um sucesso mas o paciente morreu." Harry parecia estar se aproximando desse tipo de lúgubre "sucesso".

Levando-o de volta para a UTI da sala de recuperação, considerei o provável dano que o seu cérebro voltara a sofrer. Ele agora tinha sobrevivido a dois períodos durante os quais o suprimento de sangue fora interrompido. Ambos os episódios deviam ter sido gravemente traumáticos. Os outros médicos a quem eu consultei viam o caso dele com pessimismo, dando a Harry um mau prognóstico. Dessa vez, ao falar com Sandy, tive dificuldade para ser otimista, mas fiz o melhor que pude para animá-la. Elogiei sua dedicação a Harry e disse-lhe que estava esperando que ele acabasse conseguindo superar aquela fase difícil.

A vitória sobre a doença freqüentemente requer mais do que inteligência e esforço. Ela também requer uma atitude determinada, uma intenção obstinada de vencer. Durante toda a sua vida Harry havia sido uma pessoa ousada, um homem que se fez por si mesmo, começando como motorista de ônibus e acabando por dirigir toda a empresa de ônibus. Entretanto, naquele dia ele estava ali, deslizando inexoravelmente para a morte.

Certa noite, quando eu estava fazendo as rondas, avistei Sandy em seu lugar de costume. "Como estão as coisas?", perguntei eu, aproximando-me da cama de Harry. Olhei para alguns monitores e os sinais vitais dele pareciam os mesmos do dia anterior.

"Ele está apertando os meus dedos novamente", disse Sandy.

Ela chamava aquilo de apertar porque provavelmente conseguia sentir um pequeno movimento dos dedos dele em suas mãos. Todavia, quando olhei para o braço de Harry, concentrando-me atentamente naqueles cinco pálidos dedos, não pude realmente dizer se ele os havia movimentado.

"Ótimo", disse eu, sugerindo-lhe em seguida que fosse dormir um pouco. Manter os outros cuidadores saudáveis é uma importante tarefa de um curador.

"De jeito nenhum", disse ela. "Não posso sair agora. Harry pode acordar."
"O que faz você pensar que ele vai acordar agora e não amanhã?"
"Porque agora há pouco houve um tremor em suas pálpebras. Eu o vi e o senti."
Cheguei mais perto e notei minúsculos movimentos sob suas pálpebras. Aqueles minúsculos movimentos e contrações de uma mente ligada ao corpo e passando por um processo de despertar continuaram por mais alguns dias, até Harry abrir os olhos. Mais algum tempo se passou e, dentro de pouco tempo, ele começou a murmurar e, depois, a falar. Por fim, lentamente, ele começou a responder a perguntas. Eu disse a Sandy que ela deveria insistir para que a mente dele permanecesse ativa e em contato com o que estava se passando ao seu redor. Ela leu para ele artigos de jornal, adulou-o até receber respostas simples e ajudou-o a encontrar as palavras. Harry de alguma forma dominou sua frustração e agitação — eu nunca tive de ordenar que ele fosse amarrado ao leito, conforme já fiz com muitos outros pacientes desorientados e com lesão cerebral — e ele, aos poucos, recuperou sua mente e sua condição de ser humano.
Como ele havia se recuperado?
Durante sua doença, partes do cérebro de Harry tinham sido temporariamente lesadas. As células do cérebro, chamadas neurônios, estão ligadas umas às outras por prolongamentos filiformes — dendritos e axônios — através dos quais as mensagens são enviadas e recebidas. Quando uma célula do cérebro é estimulada, um impulso elétrico deflagra a liberação de substâncias químicas chamadas neurotransmissores, os quais atravessam uma fenda microscópica chamada sinapse e chegam até o outro neurônio. Quanto maior o número de conexões, maior o crescimento de dendritos. No cérebro de Harry essas redes de neurônios estavam provavelmente distorcidas ou desconectadas.
Recentes pesquisas neurológicas sugerem que a estimulação da mente, tal como fez Sandy, com suas palavras e carícias, pode levar os neurônios a se desenvolverem e se ramificarem, como as raízes de uma árvore em crescimento. Esta ramificação cria mais conexões entre os neurônios. É dessa forma que a memória é construída e ampliada em bilhões de células neuronais — criada essencialmente pelo relacionamento entre o paciente e as demais pessoas e não por meio de máqui-

nas ou medicamentos. Sandy ajudou o marido a construir novas conexões para reconstruir a memória. A atenção e a presença dela foram a melhor terapia para a mente de Harry, o que, obviamente, ajudou o seu corpo. Sandy nunca deixou de ter confiança de que poderia ajudá-lo a recuperar sua mente. Não é que ela soubesse disso cientificamente; ela o sabia visceralmente. "Eu não tinha escolha", disse-me ela. No dia em que ele recebeu o seu coração novo, Sandy escreveu:

Quarta-feira:
A equipe de transplante liga para mim às 2h00 da madrugada para me dizerem que têm um coração para você e pedirem permissão para ir em frente. Chego por volta das três ou quatro horas. Eles o levam para a sala de cirurgia. O dr. Oz vai até a sala de espera às 6h30 para falar comigo e dizer que o coração do doador já havia chegado. O órgão parecia estar bom e ele vai prosseguir com a cirurgia.

Ele voltou às 9h00 e disse que tudo estava terminado e que não havia mais bombas nem qualquer outro aparelho em seu corpo. Quando fui vê-lo, tudo estava muito silencioso. Não havia mais bombas, máquinas ou qualquer outra coisa. Apenas você.

Para Nigel Peterson, o hospital também era uma espécie de último recurso. Empresário em Trinidad, ele estava sempre carrancudo, aparentando irritação com toda a parafernália envolvida nos cuidados da UTI — os acessos intravenosos, o emaranhado de fios de eletrodos em torno de seu peito, a máscara do respirador, todos os monitores e as diversas pessoas estranhas que entravam e saíam de seu quarto. Diferentemente da maioria dos pacientes — que são cooperativos e aceitam toda essa atividade sem muito espalhafato — Nigel não queria nada disso.

Todavia, ele precisava de nós e das nossas máquinas e medicamentos para poder sobreviver. Cinco anos antes, um de meus colegas tinha realizado nele uma cirurgia de alto risco, colocando em seu coração quatro pontes. Nessa época Nigel sofria de diabetes, tinha um nível elevado de colesterol, fumava cigarro e bebia muito. Depois da cirurgia ele abandonou os maus hábitos e pareceu ficar bem durante alguns anos. Agora ele estava de volta ao hospital com dores estranhas e atípicas ocorrendo esporadicamente em diferentes partes do peito. Sua pressão arterial estava caindo abruptamente e sua fração de ejeção cardíaca tinha descido para o perigosamente baixo nível 12, o que significava que o seu coração estava bombeando sangue para o corpo com apenas 12 por cento de sua força. O seu cérebro não estava recebendo uma quantidade suficiente de sangue oxigenado. Mr. Peterson estava numa situação crítica, próximo da morte.

A equipe de consultores — formada por aqueles que o estavam observando e tratando — reuniu-se rapidamente para uma conferência. Como eu iria fazer a cirurgia, cabia a mim tomar uma posição. Cheguei à conclusão de que ele era um candidato suficientemente bom para receber uma bomba de LVAD, mas a assistente social levantou objeções. "Não vejo muito apoio familiar", disse ela. "Onde estão os parentes? Quem vai cuidar dele, levá-lo para casa, trazê-lo de volta para o hospital?"

Fiquei sabendo que Nigel era casado, embora eu nunca tivesse visto nenhum visitante em seu quarto, nem mesmo sua esposa. Sempre que o examinávamos ele parecia distante, até mesmo arrogante, e revelava pouca coisa sobre si mesmo. Assim como acontecia com a maioria dos pacientes com doenças cardíacas, a crise pela qual Nigel estava passando era apenas a ponta do *iceberg*. Algum tipo sério de *stress* havia contribuído para a sua doença. Qualquer que fosse a causa, ele estava se retirando para uma disposição de humor propensa ao isolamento e para uma profunda depressão.

Nós o levamos para a sala de cirurgia. Quando coloquei minhas luvas cirúrgicas, gorro e lupas de cabeça do tipo usado por joalheiros, que amplificam a minha área de trabalho, a equipe cirúrgica já havia preparado Nigel para a cirurgia e feito a anestesia, de modo que ele estava estendido sobre a mesa à espera de que eu fizesse aquela primeira incisão sobre a pele de seu peito. Tão logo usei a serra para abrir caminho através do esterno, afastando esse osso para observar o meu objetivo, eu sabia que essa seria uma operação muito difícil — um procedimento que demandaria dez horas de trabalho ininterrupto, conforme se verificou posteriormente.

O saco pericárdico estava aderido ao coração. Normalmente essa membrana é removida sem necessidade de se fazer muitos cortes. No caso de Nigel Peterson, que apresentava muitas camadas de tecido cicatricial sob o saco, era como esculpir mármore — um fragmento aqui, outro ali. Os movimentos de meus dedos tinham de ser limitados e prudentes, e tudo era muito tedioso. Dissecar, cortar, aparar, perfurar — tudo isso feito dentro dos limites de uma cavidade do tamanho do tênis de minha filha de dez anos. Depois que expus o coração, tive de lidar com o sangramento em quase todas as superfícies — no corte do osso esterno, na incisão feita através da pele e dos músculos, no músculo cardíaco e nos tecidos de cicatrização.

Eu estava numa daquelas situações em que se usa um dedo para conter o rompimento de um dique — com a diferença de que parecia haver centenas de buracos. O sangue de Nigel não tinha fatores de coagulação porque ele apresentava disfunção hepática e renal. O sangue estava refluindo para o fígado, impedindo este órgão de produzir os fatores de coagulação. O sangue também estava se acumulando nos rins, de maneira que ele não estava produzindo urina. Mal eu acabava de cauterizar e interromper uma pequena inundação quando surgiam três ou quatro outras fontes de sangramento. Quando a torrente diminuiu e nós o levamos para a sala de recuperação, ele ainda estava sangrando um litro por hora.

Ficamos esperando. Na sala de recuperação eu o abri novamente, encontrei mais fontes de sangramento e os estanquei. Depois de 24 horas de luta, a perda de sangue foi interrompida, o LVAD batia com metronômica regularidade e o coração de meu paciente, e até mesmo o seu fígado, começou a se recuperar.

Mas o mesmo não aconteceu com seus rins e, mais importante, com o seu cérebro. Cuidamos dele durante três semanas na sala de recuperação. Ao longo de todo esse tempo ele permaneceu desorientado, deprimido, letárgico; ele foi ficando cada vez mais frustrado, tornou-se agitado e tivemos de mantê-lo amarrado ao leito para impedir que removesse os acessos intravenosos, os diversos tubos e fios de monitoração. Mas eu ainda estava esperançoso. Quando lúcido, o Sr. Peterson conseguia seguir instruções simples. Lembro-me de ter-lhe feito as três perguntas clássicas. "Quem é você?"

A frágil pessoa de pele escura hesitou e, em seguida, sussurrou o seu nome.

"Onde você está?"
Ele olhou em torno, limpou a garganta e, debilmente, declarou: "Hospital."
"Quando você veio para cá?"
Por um momento ele olhou para mim como se não tivesse entendido a pergunta. Eu a repeti, tentando obter uma data ou época de uma memória que provavelmente fora agredida por um dentre muitos miniderrames. Silêncio. Ele não respondia. Então, lentamente, ele começou a apagar. Os seus olhos e rosto ficaram inexpressivos. Sua cabeça parecia desaparecer no travesseiro. Sua consciência se desvaneceu.

Ao longo dos dias seguintes percebi que Nigel Peterson não iria contribuir para a própria recuperação. Ele não tinha a força ou a vontade necessárias para isso. Fiz tudo o que pude por ele como cientista e, como ele não recebia nenhuma visita, passei muito tempo ao lado de sua cama. Contudo, o meu treinamento médico não incluía maneiras de ajudar um paciente a promover essa qualidade fundamental — a coragem e a determinação de apegar-se à vida.

Depois de três semanas de luta, o fígado, os pulmões e os rins do Sr. Peterson entraram em falência; infecções finalmente se instalaram. O seu corpo estava irreversivelmente lesado e ele se encontrava em estado de coma. Por fim, não tive escolha exceto desligar a bomba e deixá-lo morrer com dignidade.

Por que Nigel Peterson morreu e Harry Leasure viveu? Em alguns aspectos, Harry na verdade estava pior. Diferentemente de Nigel, o debilitado coração de Harry tinha mantido sua função cerebral reduzida durante semanas e, no entanto, ele voltou. Nós então fizemos o transplante e ele acabou tendo uma recuperação quase completa. Num nível puramente fisiológico, tal recuperação não fazia sentido.

A única grande diferença entre os dois casos foi de espírito. Harry tinha Sandy ao seu lado; Nigel não tinha ninguém. Nigel talvez pudesse ter vivido se não estivesse tão só. Ele precisava desesperadamente de companhia que o emocionasse, conversas destinadas a levantar o moral, alguém para, à força de persuasão e lisonjas, trazê-lo de volta à vida. Como ele poderia fazer uso de seus próprios poderes para curar a si mesmo se não havia ninguém para acalmá-lo, confortá-lo, segurar-lhe as mãos ou encorajá-lo?

Todos nós sabemos que a perda de um membro da família pode causar a morte de um parente próximo. Tenho uma vívida recordação de um homem de origem italiana de 82 anos, que estava deprimido e cujo coração e outros órgãos estavam finalmente falhando. Sua mulher, que estava na casa dos 70, era uma mulher pequenina e nervosa que estava casada com ele havia mais de cinqüenta anos e que, naquele momento, encontrava-se muito aborrecida porque o marido dissera que queria morrer. Eu disse a ela que o meu maior temor era o de que ela não fosse capaz de lidar com a morte do marido. Eu a lembrei de que ela tinha filhos e netos pelos quais viver. Pensei que havia conseguido acalmá-la mas, quando saía de minha sala, junto com alguns membros da família, ela desmaiou no corredor e tive de correr para ressuscitá-la.

Quando ela recobrou a consciência, eu voltei a lembrá-la: "Eu acabei de lhe dizer para não fazer isso. É este tipo de coisa que vai matá-la. Em seguida, fiz com que ela se sentasse, fechasse os olhos e pensasse em alguma coisa agradável. Sua pressão arterial, que havia subido para perigosos níveis de 220 por 110, desceu para 170 por 100. Desliguei as luzes e disse-lhe para continuar pensando em coisas agradáveis. Em dez minutos os valores tinham descido para a faixa mais normal de 130 por 80.

A razão pela qual o marido dela – um candidato de alto risco para uma cirurgia de revascularização cardíaca – estava morrendo não era clara. O que estava claro era o seu desejo de morrer. Com uma aparência cansada e espectral, ele simplesmente movia a cabeça de um lado para o outro e sussurrava: "Não dá mais para continuar. Estou acabado." Tentamos animá-lo mas ele fechava os olhos e repetia: "Estou acabado e não me importo. Quero morrer."

E isso aconteceu. Não havia nada que pudéssemos fazer. Sua amorosa esposa, uma mulher supostamente saudável, morreu pouco depois, ao que parece determinada a seguir o marido. Esta é uma ocorrência comum, especialmente entre casais que passaram a vida juntos e que, tanto no sentido figurado como no literal, não conseguem viver um sem o outro.

Dada a enorme demanda atual pelos nossos serviços, poucos médicos e um número ainda menor de cirurgiões poderão investigar pacientes individuais, tal como fiz nesses casos. Tive sorte de ter aprendido com casos como os de Nigel Peterson e Harry Leasure.

Assim, aprofundei um pouco mais as minhas investigações para satisfazer minha fome ocidental por dados científicos sólidos e para fundamentar aquilo que eu havia testemunhado. O que acontece em termos bioquímicos quando uma pessoa muito doente e sem consciência é acordada pelas confortadoras palavras e carícias de uma pessoa querida?

Rigorosas pesquisas realizadas por Candace Pert, uma neurocientista da Universidade de Georgetown, e por outros pesquisadores, sugerem um papel curativo de certas substâncias químicas que regulam a função do cérebro — e, conseqüentemente, do corpo. Essas substâncias são neuropeptídios ou seqüências de aminoácidos produzidas por células nervosas e gliais, assim denominadas por causa da palavra grega que significa cola. As células gliais formam uma espécie de colméia de nutrição que protege as células do cérebro. Quando esses neuropeptídios se ligam a receptores existentes na superfície de outras células do corpo — incluindo as células do sistema imune — eles causam reações físicas. A dra. Pert mostrou que neuropeptídeos e seus receptores formam uma rede de informações que o corpo utiliza para sua comunicação interna. Ela acredita que essa rede é o substrato bioquímico das emoções — algo como um conjunto de circuitos que controlam a capacidade do corpo de combater um atacante ou fugir do perigo. No caso de neuropeptídios, o circuito que lhes permite fluir através do corpo explica cientificamente o modo como a mente pode promover a cura do corpo.

Mas a dra. Perth nos adverte que não devemos encarar isso como sendo apenas um sistema centrado no cérebro: as emoções não estão apenas na cabeça; ela acredita que existe também uma consciência celular e que toda célula tem receptores e "sabedoria" própria. Assim, uma célula óssea funciona de uma forma diferente de uma célula do fígado. Poder-se-ia dizer que todas as células "sabem" o que se espera que cada uma faça, independentemente das mensagens enviadas pelo cérebro.

A dra. Pert conclui que os sentimentos ou a energia emocional vêm primeiro; depois é que os peptídeos são liberados pelo corpo. Assim, a consciência precede a matéria. Quando fazemos a respiração profunda dos exercícios de yoga, por exemplo, estamos modificando conscientemente a liberação de peptídeos no corpo. Estamos modificando — talvez energizando ou relaxando — o nosso estado emocional. Desta forma, a nossa própria respiração pode ser uma aliada na cura.

Outros cientistas, no campo relativamente novo da psiconeuroimunologia, descobriram fortes evidências de que a mente e as emoções influenciam o nosso sistema imune. Também sabemos que a depressão, a solidão ou a perda do emprego reduz a nossa imunidade contra as doenças. Além disso, o *modo* como isso acontece no cérebro e no corpo ainda está sendo objeto de investigação em laboratórios e centros de pesquisa de todo o mundo.

A minha experiência com pacientes como Harry Leasure e Nigel Peterson atraiu cada vez mais a minha atenção não apenas para os fenômenos bioquímicos subjacentes às emoções mas também para os aspectos sociais envolvidos. Além dos muitos estudos apontando uma forte relação entre doenças cardíacas e depressão, tabagismo, obesidade e sedentarismo, as pesquisas estão produzindo indicações convincentes de que fatores como amizades, emprego, determinados dias da semana e hora do dia desempenham um papel na produção de um ataque cardíaco. Conforme observamos anteriormente, um estudo de dez anos realizado com 2.254 pacientes cardíacos revelou que as paradas cardíacas fatais ocorrem com maior freqüência na segunda-feira e no sábado. Pesquisadores do Leicester General Hospital, na Inglaterra, explicaram que as segundas-feiras e os sábados, especialmente para os homens, eram dias em que as pessoas devem se ajustar a uma nova rotina ou fase, seja de trabalho ou de lazer. Aparentemente, o *stress* da volta ao trabalho ou de um fim de semana cheio de tarefas domésticas, *hobbies* e obrigações sociais pode facilitar a ocorrência de um ataque cardíaco.

Pesquisadores do New York Hospital também estudaram várias centenas de trabalhadores do sexo masculino, entre 30 e 60 anos, e concluíram que níveis mais elevados de exigência e menor controle sobre o trabalho podem gerar suficiente "tensão profissional" para produzir aumento da pressão arterial e um coração maior e menos eficiente. Assim, alguém que trabalhe numa linha de montagem, executando rapidamente tarefas repetitivas com baixos níveis de controle sobre o processo, sofre um *stress* maior do que o de seu supervisor, que tem mais controle e autonomia.

Também fiquei impressionado com estudos que sugerem que aqueles que têm amigos íntimos têm níveis gerais de saúde melhores do que aqueles que não têm nenhum amigo. Afinal de contas, nós evoluímos como seres sociais, e gestos como apertar as mãos de uma outra pessoa, abraçar e beijar produzem conseqüências neurais e hormonais definidas, todas as quais são potencialmente úteis para o coração. A ansiedade e a raiva podem modificar a nossa respiração, retesar os nossos músculos, fazer-nos transpirar, acelerar o nosso coração e dilatar as nossas pupilas. Inversamente, um abraço pode reduzir o ritmo da nossa respiração, relaxar os nossos músculos, desacelerar o coração e enternecer o olhar.

Eu não preciso de pilhas de estudos para me convencer de que os meus pacientes, em particular, e a medicina ocidental, em geral, poderiam se beneficiar com algumas das modalidades mais promissoras e eficazes da medicina complementar. Devo esta minha gradual modificação nos rumos de minha carreira à dualidade cultural que marcou minha infância e minha formação — com um pé apoiado na cultura antiga da Ásia Central e outro na moderna ciência ocidental. Quando fiz a cirurgia em Nigel Peterson, tentei inutilmente salvar-lhe a vida com as minhas habilidades. Entretanto, também senti que ele poderia ter sido ajudado pelo tipo de conforto que Sandy Leasure deu ao marido. Senti-me impotente quando o Sr. Peterson morreu. Eu devia ter prestado maior atenção ao seu estado emocional muito tempo antes e depois da cirurgia.

O caso dele foi para mim uma lição indelével, embora eu talvez nunca viesse a chegar a essa conclusão se não tivesse uma longa série dessas lições — pequenas e grandes descobertas que começaram em tenra idade. Tanto quanto me lembro, uma das minhas primeiras revelações sobre minha jornada para tornar-me um agente de cura ocorreu-me na pequena cidade de Burdar, no ensolarado deserto da Turquia meridional.

❦ 4 ❦

Crusoe Chama

> A visualização mental, conforme a usamos, é uma outra maneira de usar o extraordinário poder da sua mente.
>
> – Dr. Herbert Benson

Como os meus pais nasceram na Turquia, eu tinha dupla cidadania, norte-americana e turca. Todavia, para continuar com os meus direitos como cidadão turco — incluindo o direito de herdar propriedade e, até mesmo, de visitar a Turquia — eu precisava completar o treinamento militar básico nas forças armadas turcas. Quando cheguei ao nosso campo de treinamento em Burdar, senti-me como se tivesse entrado num forno. Alguns pinheiros e arbustos pontilhavam a planície em torno de nós, a qual era virtualmente um deserto. Havia pouca coisa mais além de rochas, areia, sol e, a distância, ilusões de ótica produzidas pelo calor.

A rotina era a mesma todas as manhãs. Usando uniformes de lã, nós recrutas, de cabeça raspada, enfileirávamo-nos e recebíamos ordens de marchar em formações militares precisas, com passos enérgicos, largos e altos. Feito isso, voltávamos ao campo e tínhamos de ficar de pé no calor escaldante, em posição de sentido e perfeitamente imóveis, por períodos que pareciam nunca ter fim. "Ninguém se mexa!", gritava o ríspido capitão. "Não quero ver um músculo se movendo!"

Na primeira vez em que passei por esse teste de resistência, eu não sabia se iria conseguir suportar. Se ao menos houvesse uma brisa, pensei eu, esforçando-me para sentir qualquer movimento do ar do deserto. Mas, então, fechei os olhos e soprei para cima, em direção ao meu rosto, simulando um efeito de esfriamento. Continuei soprando, ao mesmo tempo que imaginava um vento forte e refrescante surgindo nas planícies da Criméia e do Mar Negro e atingindo o meu rosto. Enquanto eu me concentrava, focalizando os meus pensamentos numa temperatura amena, imaginei-me na proa de um veleiro no Bósforo, com o vento marinho e um refrescante borrifo molhando meu rosto e corpo. E eu de fato senti-me refrescado — tanto que podia sentir calafrios descendo pela minha espinha.

Nada ao meu redor havia mudado. O sol estava quente como sempre mas, de alguma maneira, eu havia conseguido reduzir a temperatura do meu corpo. Eu já havia tido alguns anos de treinamento médico e, assim, podia analisar os aspectos físicos do que tinha ocorrido. Ao fechar os olhos e me concentrar num cenário refrescante, eu havia entrado em estado hipnótico. Isso influenciou o meu sistema nervoso autônomo, o sistema de piloto automático do corpo, de modo que a minha freqüência cardíaca provavelmente caiu e eu parei de suar. Em termos fisiológicos, o meu corpo havia sido modificado pela mente.

Herbert Benson, escritor e pioneiro em pesquisas mente-corpo na Faculdade de Medicina da Universidade de Harvard, estudou o que acontece às pessoas quando elas provocam as mudanças fisiológicas da "resposta de relaxamento", a qual é o contrário da conhecida resposta de luta-ou-fuga, relacionada com a descarga de adrenalina. O dr. Benson e seus colegas descobriram que, quando as pessoas por eles estudadas assumiam posições de relaxamento em ambientes tranqüilos, fechando os olhos e se concentrando em repetir certos pensamentos e imagens, eles reduziam significativamente o consumo de oxigênio, o ritmo cardíaco e respiratório e a pressão arterial. Em seu *best-seller*, intitulado *The Relaxation Response*, o dr. Benson afirma que, para se entrar nesse estado, ignorando passivamente os pensamentos digressivos, certas técnicas repetitivas são comumente usadas, tais como meditação, repetição de orações, exercícios de alongamento da ioga, respiração profunda pelo diafragma e visualização mental. Sob o intenso sol turco, durante o meu treinamento militar, devo ter evocado a minha resposta de relaxamento.

Muitos casos bem documentados de sábios ascéticos na Índia e em outras partes demonstram proezas muito mais espantosas de resistência em estados hipnóticos semelhantes. Um iogue do Tibete, por exemplo, pode reduzir sua freqüência cardíaca a dez batimentos por minuto.

Iogues quase nus conseguem ficar durante horas sob frio intenso e nunca se tornarem hipotérmicos. Além disso, há também os homens e mulheres de várias culturas tradicionais que conseguem caminhar descalços e com segurança pisando em brasas.

Mesmo no Ocidente, durante séculos, alguns dentistas e médicos têm usado a hipnose para bloquear a percepção da dor quando estão realizando extrações dentárias e outras pequenas cirurgias, e existem registros de mulheres hipnotizadas darem à luz, por meio de cirurgia cesárea, virtualmente sem dor. Muitas pessoas também usam a auto-hipnose para lidar com problemas da vida cotidiana, como *stress*, ansiedade, enxaqueca, síndrome do intestino irritável, obesidade, hábito de roer as unhas, tabagismo e outros hábitos.

A palavra *hipnose* deriva do nome do deus grego do sono, Hypnos. Diferentemente de uma pessoa adormecida, porém, alguém que esteja em estado hipnótico ou de transe está perfeitamente alerta e detém o controle dos seus atos. Trata-se de um processo voluntário. A maioria das pessoas permanece desperta e muitas continuam a ouvir tudo o que se passa ao redor delas, algo que dificilmente pode ser comparado a sono verdadeiro. Uma pessoa hipnotizada troca o pensamento analítico pelo pensamento sinestésico — isto é, a mente passa a depender menos da lógica e mais das sensações e sentimentos. Esse estado mental mais livre muitas vezes é chamado de estado de transe.

Atualmente, a hipnoterapia — o uso formal da hipnose para propósitos médicos — é uma das terapias complementares cientificamente mais bem fundamentadas. Tem-se demonstrado que a hipnoterapia apresenta benefícios terapêuticos definidos como adjuvante na cirurgia e na recuperação. Cientistas liderados por Marcia Greenleaf e Stanley Fisher, na Faculdade de Medicina Albert Einstein, em Nova York, por exemplo, demonstraram isso num estudo sobre os efeitos da hipnose em 32 pacientes submetidos à cirurgia de revascularização coronariana. Alguns deles receberam treinamento em técnicas de auto-hipnose, pela visualização mental, para a promoção do relaxamento muscular, enquanto outros, os pacientes do grupo-controle, não receberam nenhum treinamento.

O treinamento de auto-hipnose foi dado a dois grupos, em sessões de 45 minutos, um a dois dias antes da cirurgia. Conforme descreveram os pesquisadores, para um paciente entrar em estado de transe deve-se realizar um procedimento em três etapas:

No um: Você olha para cima como se estivesse treinando olhar para o topo da sua cabeça. Faça isso agora... Muito bem.
No dois: Continue olhando para cima e, enquanto o faz, feche lentamente os olhos. Está certo. Continue olhando para cima e respire fundo. Segure o fôlego até eu contar até três... 1-2-3.
No três: Expire, deixe os olhos relaxarem e o corpo flutuar.
Para sair de um estado de transe, use um procedimento em três passos. Faça uma contagem regressiva de três para um.
No três: Fique preparado. Agora.
No dois: Com os olhos ainda fechados, olhe o máximo possível para cima.
No um: Abra os olhos lentamente, permitindo que eles entrem em foco.

Um dos grupos de pacientes em transe foi ensinado simplesmente a relaxar, imaginando a si mesmos como sendo um boneco de trapos ou um saco de feijão. Foi dito a eles que esses pensamentos iriam permitir-lhes relaxar todos os músculos do corpo. O segundo grupo de pacientes em transe recebeu instruções específicas para ajudá-los a se concentrarem mentalmente em fazer seis coisas: (1) deixar o corpo saber como deveria reagir antes, durante e após a cirurgia; (2) deixar o sistema de defesa permanecer alerta durante a cirurgia para proteger a si mesmo; (3) cooperar com o tratamento agindo de acordo com o que é exigido pelos procedimentos; (4) ter uma ferida cirúrgica limpa, seca e com um mínimo de sangramento e desconforto; (5) manter a pressão arterial em níveis apropriados; e (6) ansiar por um rápido retorno da sede, do apetite, da movimentação e da capacidade normal de urinar e defecar. Esses pacientes também foram ensinados a se concentrarem em retomar um estilo de vida livre da dor e do medo.

Pesquisadores monitoraram os três grupos medindo efeitos fisiológicos tais como pressão arterial, volume de líquido drenado das feridas cirúrgicas e tempo passado em respirador, terminando por concluírem que o grau de suscetibilidade de um paciente à hipnose era um indicador significativo de estabilidade na recuperação pós-operatória de uma grande cirurgia. Os pacientes que estavam na faixa intermediária da "hipnotizabilidade" — independentemente do grupo de auto-hipnose a que pertencessem — recuperavam-se mais rapidamente do que os outros pacientes nas primeiras 48 horas após a cirurgia. Os pesquisadores também especularam que talvez fosse possível refinar ainda mais as sugestões e instruções, dependendo dos problemas específicos de cada paciente e da sua capacidade de ser hipnotizado.

Em nosso Centro de Cuidados Complementares, concluímos um estudo semelhante com 35 pacientes cardíacos. Tal como no estudo de Greenleaf-Fisher, selecionamos os nossos pacientes de maneira aleatória, mas os dividimos em dois grupos em vez de três: aqueles que foram hipnotizados e aos quais foram ensinadas técnicas de auto-hipnose e aqueles que não foram hipnotizados. Descobrimos que os pacientes que aprenderam a fazer a auto-hipnose tinham menores índices de fadiga, enquanto que aqueles aos quais foi ensinada a auto-hipnose, mas que não executaram as técnicas corretamente, tiveram os piores resultados em termos de dor e fadiga. Com base nesses resultados, minha teoria é que, muito embora esses pacientes tivessem aprendido uma técnica de aliviar a dor, eles não queriam assumir a responsabilidade pela própria saúde. Elas eram pessoas que queriam uma bala mágica.

Quando os terapeutas do nosso centro oferecem tratamentos a novos pacientes, eles gostam de adequar as sessões aos métodos de aprendizado preferidos por cada pessoa — ou seja, visual, auditivo ou pelos movimentos do corpo. Cada sessão dura cerca de trinta minutos, iniciando-se usualmente pela focalização em um determinado tema. O transe é então aprofundado contando-se a respiração ou imaginando a experiência de descer por um elevador ou por uma escada. Quando o paciente atinge um estado suficientemente profundo, o terapeuta começa a fazer sugestões positivas para se chegar a determinadas metas ou mudanças fisiológicas. Para retornar à consciência plena o paciente segue uma seqüência inversa — subindo pelo elevador ou pelas escadas.

Tudo isso é feito com o paciente sentado em uma cadeira confortável ou apoiado numa cama de hospital. Gravamos as sessões iniciais e dizemos aos pacientes para ouvirem as fitas duas vezes por dia, uma vez de manhã e outra à tarde ou à noite. Descobrimos que, para alguns pacientes, essas fitas tornam-se uma atividade diária ou semanal durante meses ou mesmo anos após a realização da cirurgia. Suas sessões de auto-hipnose, gravadas numa época em que elas estavam gravemente doentes — em alguns casos às portas da morte — ficam gravadas tão fundo em suas mentes, como um caminho que conduz ao relaxamento, que ouvir as fitas invariavelmente produz mudanças favoráveis na respiração, na pressão arterial e na tensão muscular. As mensagens familiares dos terapeutas funcionam como gatilhos que fazem o paciente voltar a uma zona de conforto e tranqüilidade.

As cirurgias inevitavelmente requerem que os pacientes passem por muitos procedimentos desconfortáveis e, até mesmo, dolorosos. Um tipo de procedimento em muitas cirurgias é a inserção de um cateter ou tubo para drenar fluidos, administrar medicamentos, proporcionar um conduto para a inserção de um dispositivo de monitoração ou, por alguma outra razão, para proporcionar acesso a um órgão. Um cateterismo em geral não requer anestesia geral e, de fato, em muitos desses procedimentos o paciente precisa estar consciente. Assim, quanto menos tenso o paciente estiver, menor será o seu mal-estar. Para esse propósito, foram produzidas fitas de áudio dirigidas a pacientes prestes a se submeterem a um cateterismo. Uma mulher escreveu a seguinte carta depois do seu cateterismo:

A fita proporcionou-me uma maravilhosa sensação de relaxamento que durou quase uma hora — senti-me quase como se tivesse recebido um medicamento, só que sem as desvantagens das medicações.

Ela proporcionou-me uma sensação de estar distante do procedimento que estava sendo realizado — mas sem perder o controle nem me sentir drogada.

O uso da fita permitiu-me afastar-me do procedimento sem ficar alheia ao meu próprio corpo.

O uso da fita é também uma maneira de transmitir para mim, de uma forma concreta, a mensagem de que não sou meramente um outro corpo na mesa mas sim uma pessoa pela qual a equipe médica se importa o suficiente para tentar tornar o procedimento mais confortável. Respondi deixando de retesar os meus músculos e colocando-me em uma disposição mental que me permitia distanciar-me de meu próprio corpo.

A visualização mental orientada é uma abordagem auditiva e visual semelhante que nos permite utilizar o poder da mente para evocar reações físicas. Em vez das instruções diretas dadas nas sessões de hipnose, os terapeutas especializados em visualização mental orientada fazem com que os pacientes concentrem-se em imagens mentais que podem reduzir o *stress*, diminuir a freqüência cardíaca, estimular o sistema imune e reduzir a dor. Como parte do campo em rápida expansão da medicina mente-corpo, essa técnica pode ser aprendida por meio do uso de fitas cassete, participação em grupos ou em sessões particulares com um terapeuta. Tal como acontece com a hipnose, os pacientes que fazem uso dessa terapia continuam ouvindo regularmente as suas fitas de visualização mental por muito tempo depois de saírem do hospital.

Qualquer que seja o caminho usado pelos pacientes para chegar a um estado de relaxamento, os resultados físicos são semelhantes. O dr. Herbert Benson, do Mind/Body Medical Institute do Deaconess Hospital, na Nova Inglaterra, e da Faculdade de Medicina da Universidade de Harvard, popularizou o termo "resposta de relaxamento" em seu livro com o mesmo título. Ele e seus colegas pesquisadores passaram muitos anos estudando os efeitos e os usos médicos desse processo físico que ocorre normalmente e que pode ser visto como o oposto de nossa "reação de luta-ou-fuga", ligada à liberação de adrenalina. Embora esse tipo de reação a uma ameaça — física ou emocional, real ou imaginária — tenha nos ajudado a sobreviver como espécie em situações hostis ou estressantes, os efeitos a longo prazo da reação de luta-ou-fuga podem produzir alterações fisiológicas danosas e irreversíveis — especialmente as lesões cardiovasculares que costumamos ver em pacientes com doenças cardíacas.

As pesquisas têm demonstrado que as técnicas de relaxamento usadas durante a cirurgia podem influenciar o grau de consciência em pacientes anestesiados. Um estudo importante, chamado de estudo "Robinson Crusoe", foi realizado na África do Sul, em 1965. Foi contada a cinqüenta pacientes anestesiados, que estavam sendo submetidos a cirurgia, a história do náufrago Crusoe, personagem do romance de Daniel Defoe. Ao mesmo tempo, outros cinqüenta pacientes selecionados ao acaso, também anestesiados e sendo submetidos a cirurgia, não ouviram a história de Robinson Crusoe e de seu amigo, Sexta-feira. Posteriormente, quando os pacientes de ambos os grupos acordaram, foi feita a eles a seguinte pergunta: "Você se lembra da cirurgia?" Todos responderam que não. Então lhes perguntaram: "Você se lembra da dor?" Eles responderam que não. "Você se lembra de alguma história que estava sendo contada?" Novamente, a resposta foi negativa. Mas, então, foi feita aos pacientes uma última pergunta: "O que a palavra 'sexta-feira' significa para você?" As pessoas que não tinham ouvido a história responderam que sexta-feira era o último dia útil da semana. Todavia, entre os pacientes aos quais tinha sido contada a história, metade responderam "Robinson Crusoe". Estava claro que alguma coisa tinha chegado até a mente de pessoas que, supostamente, estavam profundamente anestesiadas.

Essa idéia contradiz a imagem popular de que os pacientes sob anestesia geral são corpos prostrados, sem nenhuma ligação com o mundo consciente, tão influenciáveis e mentalmente responsivos quanto bonecas de trapo do tamanho de um ser humano. Para a equipe de cirurgia, esse corpo inerte não tem nenhuma personalidade e é simplesmente um desafio médico, um objeto que precisa de atenção. O estudo "Crusoe" e outras pesquisas provaram que essa maneira de ver é incorreta. Os pacientes submetidos a cirurgias de coração aberto, que recebem anestésicos que deprimem o mínimo possível a função cardíaca e que, por conseqüência, têm menor probabilidade de virem a reprimir a mente subconsciente, podem muito bem ter consciência do que está se passando durante a cirurgia.

Todavia, como podemos quantificar essa consciência? Quando os meus assistentes de pesquisa e eu estudamos os efeitos da música sobre pacientes anestesiados na sala de cirurgia, eu coloquei uma outra pergunta: "Será que as fitas cassete de relaxamento ajudam os pacientes a suportar a cirurgia?" Para chegarmos a uma resposta prática e clinicamente útil, tivemos de dividir a pergunta em outras menores. Primeiro: as pessoas têm a capacidade de ouvir quando estão ligadas à máquina de circulação extracorpórea? Segundo: se isso ocorrer, será que podemos condicionar essa consciência? E, em terceiro lugar, podemos condicionar essa consciência de modo que os pacientes se recuperem melhor e mais rapidamente?

Com os parâmetros do nosso estudo definidos, começamos a registrar três níveis de ondas cerebrais — latência precoce, média e tardia. Cada onda correspondia a um diferente nível de atividade elétrica no cérebro ou "consciência", sendo que a onda do meio indica pelo menos a cognição subconsciente de estímulos externos.

O que aconteceu quando colocamos as pessoas para dormir e, com uma fita cassete, produzimos sons de pequenos cliques em seu ouvido? Antes de serem anestesiadas, elas reagiam aos cliques com ondas periódicas fortes e de latência média; depois de receberem o gás anestésico e ficarem inconscientes, as ondas médias continuaram a mostrar que os pacientes estavam respondendo — havia consciência dos cliques. A resposta persistiu quando elas foram colocadas numa máquina de circulação extracorpórea e seus batimentos cardíacos cessaram. Somente na fase de resfriamento é que o paciente eliminou esta consciência. A resposta à nossa pergunta era óbvia: todos os pacientes que examinamos podiam ouvir sob anestesia.

Ora, como poderíamos condicionar essa consciência? Com a ajuda do nosso departamento de linguística, dois de meus colaboradores — o neurologista Ron Emerson e o anestesista Dave Adams — criaram duas séries de pares de palavras. Esta foi, por si só, uma das grandes realizações do programa — ter pesquisadores ortodoxos e experimentados investigando terapias complementares com todo o rigor do método científico. As séries de pares de palavras foram dispostas da maior para a menor probabilidade de que um paciente adivinhasse casualmente a palavra correta associada à primeira palavra do par. Isto é, se a palavra "preto" fosse apresentada como estímulo na fita cassete, 70 por cento das pessoas responderiam "branco", 20 por cento diriam "marrom" e 10 por cento dariam respostas variadas. Se, todavia, os pacientes ouvissem "preto-marrom" como sendo o par correto na fita cassete, eles iriam responder branco ou marrom com maior freqüência quando fossem solicitados a fazê-lo vários dias após a cirurgia. Descobrimos que os pacientes mudariam para a resposta "marrom" quando ouvissem a palavra "preto", o que demonstra uma mudança na memória implícita. O estudo mostrou que *podemos* condicionar a consciência de uma pessoa sob anestesia.

Todo mundo tem um subconsciente que se mantém ativo durante o sono. Nós sonhamos e pensamos, e se alguém grita "Fogo!", nós automaticamente sabemos o que fazer, onde estão nossas roupas, o que pegar, como sair e chegar a um local seguro. Este é o nosso subconsciente nos orientando. Ele está sempre ativo, alerta, protegendo-nos. O que fazemos com as sugestões subliminares é tentar ter acesso à capacidade de a mente consciente influenciar o corpo.

Quanto à nossa terceira pergunta — se podemos ou não condicionar os pacientes a terem uma recuperação melhor e mais rápida — ainda não temos resposta. Uma das nossas provas testou dois grupos de pacientes cardíacos, um que usava as fitas e um grupo controle formado por aqueles que não usavam as fitas. Queríamos ver se esse condicionamento influenciava a incidência de fibrilação atrial — os batimentos rápidos e erráticos dos átrios, as câmaras cardíacas que recebem o sangue. Tratar a fibrilação atrial, que ocorre num paciente em cada três, é a parte mais cara dos cuidados pós-operatórios. Entretanto, se pudéssemos treinar os pacientes para manter a pressão arterial e a freqüência cardíaca em níveis normais, descobriríamos se eles também podiam evitar o problema da fibrilação atrial e provavelmente, com o tempo, responder a uma versão modificada da nossa "grande" pergunta original: "Pode a auto-hipnose e a terapia de visualização ajudar os pacientes a suportarem a cirurgia?"

Uma das terapias auditivas mais populares é um conjunto de seis fitas de relaxamento que os pacientes ouvem em fones de ouvido antes, durante e após a cirurgia. As palavras evocam várias imagens — praias paradisíacas, colinas verdes, pradarias exuberantes, florestas frescas e tranqüilas e outros ambientes naturais serenos — a serem visualizadas pelo ouvinte. A freqüência dos sons das palavras, que são como tons musicais, é conhecida como "batidas bineurais". São produzidos dois sons ou batidas distintas — uma no ouvido direito e a outra no esquerdo — que o cérebro, em seguida, integra num terceiro som.

Acredita-se que essa integração entre os hemisférios direito e esquerdo do cérebro ajuda o corpo a relaxar. Embora ainda não saibamos exatamente como elas funcionam, alguns pacientes que ouvem essas fitas afirmam sentir menos *stress* do que aqueles que não o fazem. Os pacientes que ouvem as fitas cassete muitas vezes apresentam uma pressão arterial mais estável, menor freqüência cardíaca e uma respiração mais lenta e profunda. Muitos também necessitam de menor quantidade de medicamentos analgésicos e soníferos após a cirurgia.

Todavia, faz-se também necessário certa dose de ceticismo. No caso de Joe Luciano, esta era bastante forte. Seu cardiologista o havia encaminhado a mim, de forma concisa e enérgica, como "um camarada de 45 anos com dor no peito de início recente e obstrução importante em três vasos — precisa de cirurgia de coração aberto nesta semana."

"Esta é a primeira vez que tive de vir para um hospital", disse ele, "e tenho de dizer-lhe que estou um pouco ansioso. Mas eu tenho esses bloqueios em minhas artérias e quero que elas sejam desobstruídas." Expliquei-lhe que, para melhores resultados, seria preciso mais do que isso. Embora Joe não estivesse simplesmente se apresentando como paciente sem qualquer outro envolvimento além de assinar um termo de autorização, quando mencionei seu estado emocional e as diferentes terapias complementares de que dispúnhamos, ele deu uma risadinha nervosa. "Deixa isso para lá, doutor", disse ele, "eu só quero essa porcaria de coração consertado. Não sou uma pessoa do tipo que acredita nessas coisas."

Citei algumas das terapias mais aceitáveis — hipnoterapia, massagem e ioga — mas Joe sacudia negativamente a cabeça o tempo todo. "Sinto muito", insistiu ele. "Acho que não vou me interessar por isso."

"Tudo bem", disse eu. "Nós não vamos pressioná-lo. Simplesmente pense um pouco mais nessas terapias. Agora, fale-me sobre os bloqueios. De onde você acha que eles vieram?

"Do cigarro. Fumo um maço por dia."

Joe confessou que, enquanto sua mulher estava se preparando para levá-lo ao hospital, ele havia colocado um maço de cigarros em sua jaqueta. Mesmo sabendo que os cigarros tinham contribuído para o seu problema, ele achava que talvez precisasse fumar um pouco para acalmar os nervos.

"Sempre pensei", acrescentou ele, "que, quando se vai para um hospital, eles acabarão achando algo de errado em você. Se descobrirem alguma coisa grave, eu não quero saber."

Obviamente, Joe estava convencido de que a cirurgia e os nossos planos de tratamento — incluindo parar de fumar — eram coisas penosas que seriam impostas ou "feitas" a ele. Ele sentia-se um seguidor passivo das vontades dos seus médicos e não um participante ativo da busca pela saúde. "Se eu precisar de cirurgia", dizia ele, olhando fixamente através da janela, "vamos acabar logo com isso."

Eu precisava mudar de alguma maneira a atitude de Joe e ocorreu-me que a abordagem mais eficaz talvez fosse descrever o tratamento como algo análogo a um processo que Joe já conhecia. Como haviam me dito que Joe havia sido técnico de uma equipe esportiva de uma escola secundária durante 25 anos, eu comecei: "Joe, antes de uma partida importante você não quer que os seus jogadores estejam preparados mentalmente?"

"É claro. Você sabe, nada de distrações, manter a mente concentrada no jogo."

"Exatamente", disse eu. "Agora, como é que você faz isso?"

"Eu digo a eles para imaginarem sua jogada favorita — tudo que eles têm que fazer é fechar os olhos e observar a jogada perfeita, do modo como ela deveria ter ocorrido. Isto geralmente funciona."

"Bem, imagine que eu seja o seu técnico e que você faça parte da minha equipe cirúrgica. Você não é um espectador, você não é a bola, você nem sequer é apenas mais um outro jogador. Você é um jogador fundamental — o zagueiro ou, pelo menos, alguém que bloqueia as jogadas atrás. Você é um jogador fundamental e, para você, este é realmente um jogo do tipo morte súbita."

Joe acenou afirmativamente com a cabeça e limpou a garganta.

"Assim, você tem para consigo mesmo e para com sua equipe a obrigação de preparar-se para o jogo de todas as formas possíveis", prossegui eu. Pedi que ele falasse com Jery Whitworth, do Centro de Cuidados Complementares, para ter uma visão geral das várias terapias, e que, posteriormente, conversasse com os terapeutas individuais, os quais demonstrariam os seus tratamentos — de todos os tipos, desde a reflexologia até o toque terapêutico — para que ele pudesse escolher algum para experimentar. "Se você não se sentir à vontade com alguma coisa, é só nos dizer e interromperemos o tratamento", prometi. "Não vamos forçá-lo a fazer coisa alguma."

"Isto me parece justo", disse Joe, ainda nervoso mas disposto a ouvir.

Quando voltei a passar por lá, Jery estava testando a suscetibilidade de Joe à sugestão hipnótica. Tendo sido induzido com sucesso em questão de minutos, Joe era um excelente candidato à hipnoterapia. Algum tempo depois, ao abrir os olhos, ele afirmou sentir-se relaxado porém com a mente alerta e não grogue, como costumava ficar ao acordar de uma soneca. Assim, ao longo dos dois dias seguintes, Jery gravou em fitas cassete diversas sessões de meia hora, de modo que Joe pudesse ouvi-las repetidas vezes para aliviar seu medo e ansiedade. "Você vai sentir-se afundando em sua cama", começa uma das fitas, "você está afundando, afundando, afundando..." Conforme eu esperava, Joe tornou-se adepto dessa sensação quase instantânea de uma tranqüilidade restauradora.

Na noite anterior à cirurgia, falei novamente com Joe para elogiá-lo por ter aceito o desafio de trabalhar pela sua própria recuperação. "Você fez os exercícios", disse eu, "você praticou aquilo que tem de fazer. Agora você está pronto para o jogo de amanhã. Vou levá-lo durante a primeira metade e no terceiro quarto. Mas no último quarto você assume. O restante será com você."

Joe ouviu as suas fitas de hipnose durante toda a cirurgia — que durou três horas e meia — e, quando o levamos para a sala de recuperação, a fita ainda estava tocando no modo *auto-reverse*. Ao longo das duas horas seguintes ele recuperou a consciência sem nenhuma dificuldade e, dentro de um dia, estava pronto para sair da UTI. Ele havia conseguido se acalmar tão eficazmente por meio da hipnose que sua freqüência cardíaca e pressão arterial se mantiveram em nível normal, sem necessidade de medicações adicionais, e ele não precisou de morfina para controlar a dor. A maioria dos pacientes submetidos a essas cirurgias radicais necessitam de um tubo de respiração durante doze a dezoito horas após a cirurgia; Joe, porém, pôde ser retirado do respirador quase que imediatamente. Decorridos apenas quatro dias, ele estava apto a ir para casa.

O que aconteceu? Como alguém pôde recuperar-se tão rapidamente depois de ter o tórax aberto?

A preparação mental de Joe fez toda a diferença. Nas 48 horas entre a internação e a cirurgia, ele havia deixado de ser um receptor passivo e se transformado num agente determinado — e saiu vitorioso. Sua maneira firme e inabalável de abordar um dos maiores desafios da vida — combater a doença — faz-nos lembrar da abordagem adotada por Psiquê, na mitologia grega, para ver Cupido, o seu misterioso amante. Cupido, o deus do amor, tornou-se enamorado de Psiquê, uma linda princesa, e levou-a para um castelo isolado onde fazia amor com ela na escuridão e partia ao raiar da aurora, pois os mortais eram proibidos de olhar para os deuses. Mas Psiquê não pôde resistir à tentação de ver o seu amante e assim, enquanto ele dormia, aproximou-se dele segurando uma faca e um lampião aceso.

Por que ambos? Conforme diz o dr. Jean Bolen, Psiquê precisava de luz para encarar o desconhecido, mas também precisava estar armada para lidar com as conseqüências. Metaforicamente, Joe tinha adotado a faca da cirurgia, mas também precisava de uma luz — a iluminação para enfrentar sua doença. Ele precisava tanto da medicina convencional ou "alopática" como da medicina complementar.

O treinador Joe Luciano, cuja recuperação física e emocional encontra-se no topo da minha lista de histórias de sucesso, ainda ouve as suas fitas quando fica ansioso, como antes de partidas ou de visitas ao dentista. "Tivemos muitos jogos com prorrogação nesta temporada", disse-me ele. "Pude sentir o meu coração disparar, mas eu fiquei bem e me senti perfeitamente normal."

"E quanto a lidar com o *stress*?", perguntei.

"Sempre que deparo com uma situação difícil", disse ele, "simplesmente digo a mim mesmo que tenho este escudo imaginário — um grande escudo de plástico imaginário — que coloco ao meu redor. Respiro fundo um certo número de vezes, reservo um minuto para organizar meus pensamentos e, então, lido com qualquer situação."

"E quanto à necessidade de fumar?"

"Doutor, aquele maço de cigarros que eu trouxe comigo para o hospital — eu o coloquei na gaveta do armário da cozinha. E é lá que ele vai ficar. Ele representa o modo como eu vivia e serve para me lembrar que agora estou vivendo corretamente."

O caso de Jerry Boyko foi mais triste, pois o seu coração não podia mais ser reparado. Aquele bem-sucedido importador de produtos de aço, alto e bem-apessoado, teria de esperar quase dois meses por um transplante enquanto um LVAD o mantinha vivo.

Logo no início, quando o informei sobre as terapias complementares de que dispúnhamos, ele franziu o sobrolho. Assim como Joe Luciano, ele era um cético que considerava inconsistentes todas estas abordagens de cura. Mas Jerry Boyko teve uma atitude incomumente agressiva e cooperativa quanto à participação em seu próprio tratamento, cirurgia e recuperação. "Se um parente seu tivesse de se submeter a esta cirurgia", perguntou-me ele, "você insistiria para que essa pessoa usasse a medicina complementar?"

"Certamente", respondi eu.

"Ótimo", disse ele, sem hesitação. "Vou experimentar."

Ele inicialmente entusiasmou-se pelos alongamentos da ioga, mas logo começou a preferir as fitas de auto-hipnose — isto é, gravações de suas sessões com um hipnoterapeuta. Boyko disse-me que as fitas o ajudavam a lidar com o medo e a ansiedade que ele sentia acerca de todo o processo de hospitalização. Além do fato de estar completamente dependente de uma bomba mecânica que trabalhava dentro de seu corpo dia e noite, as fitas também lhe proporcionavam alguma confiança quanto à possibilidade de vir a ter sucesso em seu futuro transplante. As instruções para orientá-lo durante a cirurgia e no período que a precedia destinavam-se principalmente a relaxá-lo. Mas as sugestões pós-operatórias gravadas em fita eram de que ele iria sangrar pouco, sarar rapidamente e precisar apenas de uma quantidade mínima de medicamentos analgésicos. Ele nunca encarou a cirurgia como uma provação mas sim como um desafio que iria salvar-lhe a vida.

Quando o informamos de que surgira um coração que talvez pudesse ser transplantado para seu corpo, tanto ele como sua esposa, Leslie, estavam inteiramente preparados.

Era 1h40 da madrugada quando ficamos sabendo que tínhamos uma vítima de acidente de trânsito que era uma boa candidata a doar-lhe um coração. Enquanto Boyko estava preparando-se mentalmente, o nosso anestesista começou a prepará-lo para o transplante. Por volta das 2h45, Boyko foi colocado na mesa de cirurgia, inconsciente, respirando por ventilação mecânica e com os seus fones de ouvido em posição. Ao longo de toda a cirurgia o seu *walkman*, em modo *auto-reverse*, iria proporcionar-lhe música calmante e palavras que evocavam imagens destinadas a mantê-lo relaxado. Pouco depois das 3 horas teve início a cirurgia.

Da forma mais delicada que pude, abri o osso do peito de cima a baixo, com a ajuda de uma serra elétrica. Enquanto eu preparava o caminho para remover o seu coração doente, flácido e visivelmente maltratado, ele estava relaxando e bloqueando qualquer ansiedade subconsciente. Passei os olhos rapidamente por cima do campo que delimitava a área cirúrgica para ver se a fita ainda estava rodando e se os fones de ouvido estavam colocados em posição correta. Estava tudo em ordem com o *walkman*.

O coração dele tinha muito mais aderências do que eu esperava e, durante a dissecção, fiz um buraco em seu ventrículo direito. Em quase toda cirurgia de coração aberto, existe um momento em que, se for tomada uma decisão errada, você mata o paciente. Na cirurgia de Boyko, esse momento havia chegado. Eu tinha duas opções: podia puxar o coração e arriscar-me a aumentar o buraco, possivelmente matando-o, ou podia esperar e me retirar, cobrindo o peito por algum tempo e reduzindo ao mínimo a sua perda de sangue enquanto inseria rapidamente um cateter em sua virilha para conectá-lo a uma máquina de circulação extracorpórea. A experiência me dizia que eu deveria adotar a segunda opção, a qual chamamos de "pôr em extracorpórea". Executei o procedimento e Boyko permaneceu inalterado. Naquele momento sua mente estava em uma zona de segurança, mantendo-o centrado.

Enquanto ele estava na máquina de circulação extracorpórea, usei um bisturi elétrico para retirar o tecido que envolvia teimosamente a parte anterior do coração. Trabalhando lenta e meticulosamente, abri caminho para a frente, procurando indicações para me localizar na anatomia do órgão. Era como montar um quebra-cabeça. Eu via um pedaço aqui e outro ali e sabia que estava entre os dois. Mas eu tinha de cortar fora estes alvos sem lesar as estruturas vitais que se mantinham ocultas dentro da cicatriz. Consegui finalmente "soltar" o coração, superando o que poderia ser um desastroso revés em todo o procedimento. Eu estava entrando no mesmo local centrado em que o meu paciente havia estado nas últimas três horas.

Eram quase 5 horas da manhã quando os coletores de órgãos a serem transplantados chegaram com o coração em sua caixa térmica refrigerada. Antes de abrir a tampa, pedi música para a equipe da sala de cirurgia. A anestesista colocou para tocar um CD de concertos para flauta de Vivaldi — "música de bom-dia", conforme ela a chamava. Em seguida, retirei o coração doente para fora da cavidade do peito, tirei da caixa o coração róseo e vibrante que seria implantado em seu peito e examinei a superfície do órgão e as extremidades dos diversos vasos que haviam sido seccionados para retirá-lo do doador. Por fim, dei início ao penoso trabalho de ligar os átrios, a aorta e as artérias pulmonares aos vasos correspondentes de Boyko. Ao contrário de outros pacientes não-preparados, os quais os agentes de cura energéticos têm descrito como estando "espiritualmente excitados" e correndo loucamente de um lado para o outro, Boyko permaneceu calmo e dentro de seu corpo.

Por volta das 6h30, eu estava prestes a tirá-lo da máquina de circulação extracorpórea e observar a parte mais emocionante da cirurgia — quando o novo coração começa a bater e a vida retorna a um paciente. Nós injetamos sangue no órgão dormente, esperamos cerca de 45 segundos e, então, batemos delicadamente no coração com dois dedos — um suave chute inicial para acordá-lo. Esperamos. Subitamente, o músculo salta para a vida e o novo batimento cardíaco estabiliza-se num ritmo constante e vigoroso.

Às 7h12 da manhã, depois de eu ordenar o término da circulação extracorpórea, Boyko começou a bombear o sangue por si próprio e eu dei um passo para trás para espreguiçar-me. Ele estava calmamente consciente do retorno de seu corpo à circulação normal e, horas mais tarde, a primeira coisa que Boyko pediu ao recuperar a consciência foram as suas fitas. Ele estava determinado a recuperar-se rapidamente.

Conforme se verificou posteriormente, ele se restabeleceu mais rápido do que a maioria dos pacientes e não precisou de muita coisa mais além de Tylenol para controlar a dor. Eu lhe fiz a mesma pergunta que ele havia feito para iniciar a nossa discussão sobre os benefícios potenciais da medicina complementar, alguns meses antes. "Se um parente seu estivesse sendo submetido a essa operação, você se certificaria de que ele estivesse usando a medicina complementar?" Jerry Boyko simplesmente fez que sim com a cabeça, piscou um dos olhos e sorriu.

5

O Homem Arco-íris

> Música ouvida tão profundamente
> que não chega a ser ouvida de forma alguma,
> mas você é a música
> enquanto a música durar.
>
> — T. S. Eliot

Desde meus tempos de criança, quando passava os verões com meus pais na Turquia, sou fascinado pelo Bósforo, o estreito que separa a Ásia da Europa. Eu gostava de caminhar ao longo da congestionada estrada costeira perto da ponte do Bósforo, sentindo o cheiro dos peixes e das frutas, ouvindo os gritos dos vendedores e das gaivotas ou, simplesmente, olhando para aquelas águas azuis e encrespadas onde o Oriente e o Ocidente se encontram. Ao longo dos séculos, vários exércitos lutaram pelo controle do Bósforo, e cada novo invasor deixou a sua marca. Bizâncio tornou-se a Constantinopla cristã, que foi conquistada em 1453 por um otomano, Mehmet o Conquistador, que a reclamou para o Islã e rebatizou-a de Istambul. Como os turcos muçulmanos não eram um povo destrutivo, eles contribuíram para o aumento da riqueza da cidade, a qual prosperou quando a Europa ainda estava mergulhada na Idade das Trevas. Ela tornou-se um entreposto comercial onde a Europa e a Ásia se encontravam, uma das grandes encruzilhadas do mundo. Mesmo hoje, Istambul continua sendo um lugar freqüentemente enigmático onde diferentes culturas e formas de pensamento podem se unir e se reconciliar ou, até mesmo, se fundir.

Recentemente, voltei a Istambul para fazer uma palestra sobre os avanços na cirurgia do coração. Num fim de tarde, saí da *villa* de meus pais — a casa deles na Turquia, situada à beira-mar — e caminhei ao longo do mesmo trecho da movimentada estrada costeira. Pensei novamente naqueles muçulmanos turcos, lembrando-me de que eles haviam contratado cristãos e judeus para traduzir antigos textos gregos sobre saúde e tratamento de doenças; assim, enquanto a medicina estagnava na Europa durante um milênio, o mundo islâmico realizou descobertas revolucionárias, avançando a partir de tradições que anteriormente estavam perdidas. Olhando para a ponte do Bósforo, pensei na ponte George Washington, visível a partir da minha janela na unidade de terapia intensiva, onde ficavam os pacientes que haviam sido submetidos ou que iriam sofrer cirurgia cardíaca, no Columbia Presbyterian, em Nova York. Eu havia lutado pela vida de muitos pacientes naquela UTI, e sabia que a medicina ocidental tinha muitas respostas — disso eu estava orgulhoso. Todavia, muitas vezes não tínhamos respostas suficientes, e imaginei que, talvez, as minhas raízes orientais me mostrariam algumas novas perguntas a serem feitas.

Nessa mesma noite, meus pais convidaram alguns amigos e parentes para ouvir um músico que, conforme se dizia, podia curar com a música. Esse agente de cura e erudito, um homem com doutorado em filosofia que trabalhava como psicólogo, havia percorrido a Ásia Central, do leste da Turquia até a Mongólia, em busca de informações sobre a antiga arte da cura tonal e tinha publicado numerosos artigos sobre como e por que isso funcionava. Ele havia até mesmo confeccionado suas próprias versões de instrumentos tradicionais.

Embora antes eu nunca tivesse usado a música como tratamento para doenças específicas, obviamente fiquei intrigado. Eu tinha ouvido falar que, há muitos séculos, agentes de cura populares que viviam entre os nômades do leste da Turquia e da Ásia Central, usavam diferentes tons para "curar" os doentes e também sabia que música suave ou sons calmantes podiam reduzir a pressão arterial, a freqüência cardíaca e os níveis de hormônios do *stress*, além de estimular a liberação de endorfinas, as quais produzem uma sensação de bem-estar. Mas eu não estava assim tão seguro de que tais efeitos podiam realmente curar ou contribuir para a cura.

Pouco depois do pôr-do-sol, um homem pequeno, com a coluna curvada, entrou na sala de estar com uma braçada de instrumentos de corda. Rahmi Oruc Guvenc era um homem de meia-idade incomumente bem-apessoado; ele tinha menos de um metro e meio de altura e estava usando uma vistosa boina preta e uma camisa bordada no estilo folclórico. Um homem mais jovem e uma mulher atarracada e descalça, que usava um longo vestido de camponesa, o acompanhavam, carregando várias flautas, tambores, instrumentos de madeira, além de um grande recipiente de cobre.

Nós nos reunimos em torno de um semicírculo enquanto Rahmi retirava uma capa de camurça do que parecia ser um grande alaúde em forma de pêra, com três cordas. Ele começou a dedilhar o grande *oud*, apoiado em seu colo, cantando uma agradável melodia folclórica turca com uma suave voz de tenor. Ao lado dele, a jovem, com uma chávena em cada mão, despejava água dentro da vasilha de cobre, criando o som calmante de uma fonte. Quando o ritmo e o canto tornaram-se mais rápidos, o homem alto levantou-se e começou a dançar, girando o corpo e movimentando lentamente os braços para cima e para baixo. Guvenc aumentou a velocidade da música até atingir um ritmo frenético, fazendo o dançarino girar cada vez mais rápido e a água a correr sempre mais depressa.

O jovem lembrou-me os dançarinos religiosos sufi da Turquia, os dervixes que rodopiam como que em estado de transe. Eu os havia visto quando criança em Konya, a cidade natal de meu pai e o centro mundial das atividades sufi durante muitos séculos. Os dançarinos, rodopiando a cerca de sessenta rotações por minuto, rezam e meditam enquanto ouvem uma música calmante e repetitiva. Diz a lenda que esses giros começaram em 1247, quando um líder espiritual chamado Jalaluddim Rumi, ou Mevlana ("nosso mestre"), começou a girar em um eixo de agonia e êxtase até seu coração tornar-se puro. Enquanto girava ele proferiu uma série de orações espontâneas para um amigo e mestre espiritual que havia sido assassinado pelos ciumentos seguidores de Mevlana. Seus pronunciamentos em forma de oração acabaram servindo de base para um longo poema que, juntamente com o Alcorão, é reverenciado como um texto sagrado.

Um trecho poético da sabedoria de Mevlana descreve o poder simbólico da música que Guvenc tocou para nós naquela noite. Um homem, disse Mevlana, é como um junco que tenha sido cortado e transformado numa flauta. Assim como o junco, ele descobre que a sua vida, vivida longe de suas origens, torna-se vazia e sem sentido. A dor e o sofrimento dessa percepção faz buracos em seu coração. Quando o vento sopra através da flauta, ela se lamenta com o coração partido. É a dor que se transforma em música, a música de uma terna vida sendo vivida. Ao ouvir a música e observar os rodopios do dançarino, pude facilmente imaginar o suave som de uma flauta.

O ritmo gradualmente foi se moderando e ficando mais lento; o dançarino começou a oscilar e o som da água sendo despejada tornou-se mais clamoroso. Estava acabado. Depois de um momento de silêncio, Guvenc perguntou como estávamos nos sentido. Assim como muitas das outras pessoas, eu me sentia relaxado e com a mente lúcida. Alguns dos meus parentes deixaram pender o pescoço, estando muito mais relaxados. O pequeno e simpático *gênio* sorriu no fundo da sala. "As peças que eu toco", disse ele em turco, "destinam-se a acalmar diferentes partes do corpo. Essa que vocês acabaram de ouvir é para o pescoço."

Ele explicou que sons baseados numa escala de cinco tons influenciam o sistema límbico do cérebro e que as alterações emocionais nos ouvintes podem ser detectadas num eletroencefalograma, um exame que registra as ondas cerebrais. Assim, observou ele, a musicoterapia tem ajudado no tratamento de crianças autistas e em determinados tipos de dor, cãibra e espasmo muscular comumente tratados com a fisioterapia.

Guvenc deixou-me sentindo-me como se eu estivesse sob o efeito de alguma substância que altera as funções da mente, e comecei a imaginar de que modo determinados pacientes meus iriam reagir à sua música. Alguns haviam se queixado de que, antes de serem anestesiados na sala de cirurgia, tinham ouvido as enfermeiras discutindo as tarefas da tarde ou o perfusionista descrevendo uma jogada numa partida dos Yankees — fazendo-os se sentirem despersonalizados, como um objeto inanimado em que uma tarefa teria de ser realizada. Eles haviam tido dificuldade para focalizar suas energias curativas porque as pessoas ao redor delas estavam em um diferente comprimento de onda. A música, percebi eu, poderia bloquear essas distrações e, talvez, conforme afirma Guvenc, proporcionar benefícios terapêuticos adicionais.

Pedi a Guvenc algumas fitas e ele posteriormente mandou-me mais de uma dúzia, com música destinada a tratar as várias partes do corpo e problemas de saúde específicos. Todavia, na medicina ocidental ou alopática, não reconhecemos muitas das categorias de doenças que sua música pretende tratar. Havia fitas para letargia, fitas para circulação, fitas para "padrões energéticos" — sendo que todas essas categorias de diagnóstico eram novas e diferentes. Assim, minha primeira tarefa seria traduzir esses paradigmas estrangeiros de saúde e doença em termos que a minha equipe profissional e — mais importante — meus pacientes seriam capazes de entender. Eu teria de fazer uma ligação entre a medicina tradicional do Oriente, onde estavam as minhas raízes culturais, e a ciência do Ocidente, que eu havia sido treinado para praticar.

Não muito tempo depois de voltar da Turquia, recebi um *fax* do meu colega cardiologista Howard Levin, a respeito de um homem negro de 57 anos chamado Johnny Copeland, que estava gravemente doente — seu coração estropiado estava prestes a deixar de funcionar. "Ou ele recebe um LVAD ou morre", disse Howard, sem rodeios.

Cheguei ao hospital por volta das 9h45 daquela noite e fui para a sala de espera para conhecer a ansiosa família de Copeland: sua esposa, Sandra, e seu filho e sua filha adolescentes. A Sra. Copeland pareceu surpresa por eu não ser um médico muito mais velho. Ela apertou minha mão e falou sobre a cirurgia do marido. "Tudo bem", disse ela, com voz arrastada e levantando as sobrancelhas, "Mas o senhor não está cansado?"

"Não, eu estou bem", disse eu. "Estou acostumado a fazer isso. Mas acho que vocês três devem ir para casa. Nas próximas seis horas seu marido estará sob os meus cuidados e vocês não poderão fazer nada por ele. Poupem sua energia de modo que vocês possam ajudá-lo a ficar melhor depois que acordar."

"O senhor tem certeza disso?", perguntou ela. Assim como os entes queridos da maioria dos pacientes em circunstâncias semelhantes, ela não queria retirar-se. No final, porém, ela acabou concordando.

A equipe de cirurgia já havia levado Copeland para a sala de cirurgia e providenciado para que ele fosse preparado, anestesiado e estivesse esperando por mim enquanto eu me lavava. As salas de cirurgia cardíaca têm grandes painéis de vidro para permitir que o cirurgião que se lava nas pias de alumínio, do lado de fora, observe o paciente sendo preparado e fique atento para sinais de problemas. Dentro eu podia ver o perfusionista, que opera a máquina de circulação extracorpórea que nos permite interromper os batimentos cardíacos, limpar meticulosamente suas bombas de metal e plástico e preparar os tubos que no final seriam inseridos no coração. As salas de cirurgias, cada uma do tamanho de um pequeno salão de conferências, abriga três mesas com delicados instrumentos cirúrgicos, suturas e outros objetos, os quais duas enfermeiras especializadas mantêm organizados e contados como se fossem galinhas vigiando os próprios ovos.

A operação começou sem problemas. Cortei a pele sobre o esterno, fazendo uma linha longa e uniforme, afastei a pele e os músculos, serrei o osso, abri o peito com um afastador de metal com trinta centímetros de comprimento, cauterizei os pequenos sangramentos — os vasos que eu havia cortado — e deixei o coração exposto. Lá, pulsando sobre o delgado saco de tecido chamado pericárdio, tive o primeiro vislumbre do meu alvo. Quando abri o saco pericárdico, vi o coração, do tamanho de um punho, contorcendo-se como um peixe pego num anzol. Liguei-o à máquina de circulação extracorpórea e implantei o LVAD.

Foi então que começaram as complicações — a pressão nos pulmões de Johnny estava muito alta, o que impedia o fluxo de sangue mesmo com o LVAD funcionando bem. Quando sua pressão arterial caiu, nós usamos um medicamento, depois acrescentamos outro e mais outro — todos com limitado sucesso. Por fim, com uma complexa combinação de medicamentos, conseguimos fazer com que Johnny ficasse estabilizado e o levamos a uma unidade de tratamento intensivo de uma sala de recuperação. A operação havia demorado quase cinco horas.

Os cirurgiões cardíacos chamam de hora encantada o período que vem imediatamente após uma cirurgia porque é nessa fase que ocorrem os grandes problemas — se eles vierem a ocorrer. No caso de Johnny Copeland, eu não estava absolutamente convencido de que ele estivesse fora de perigo; portanto, resolvi permanecer por perto e dormir na minha sala. Depois de ligar para Sandra e dizer que seu marido estava agora descansando com sua nova bomba cardíaca, desenrolei o meu saco de dormir sobre um banco acolchoado, perto da janela, e, imediatamente, adormeci.

Cerca de uma hora depois, a campainha do telefone me acordou. "Dr. Oz", disse uma enfermeira, com uma certa urgência. "A pressão arterial de Copeland caiu a zero. Ele está parando! Venha depressa!"

Corri para a UTI, onde uma enfermeira já estava fazendo compressões no peito, para manter algum sangue fluindo para o cérebro de Johnny. Fiz uma rápida checagem e dei a Johnny alguns medicamentos muito fortes para ver se eles iriam elevar sua pressão arterial; isso ocorreu, mas apenas um pouco.

"Vamos levá-lo para a sala de cirurgia!", gritei. Desconectamos acessos venosos e tubos, puxamos a cama para fora, fizemos um giro, e empurramos o nosso paciente quase sem vida para fora da UTI, correndo pelo corredor. Duas enfermeiras acompanhavam a cama, segurando tubos plásticos e sacos de soluções endovenosas. Mas quem iria ajudar-me com a cirurgia? Eram quase cinco horas da madrugada e minha equipe tinha ido para casa.

Tive sorte. Quando virávamos uma esquina, avistei Robbie Ashton, um jovem residente que havia coordenado os nossos testes de hipnose e que, coincidentemente, estava na equipe de transplante que iria operar bem cedo naquela manhã. Ele estava saindo para buscar o coração que seria trazido para o transplante.

"Robbie!", gritei. "Preciso de você. Segure a cama! Vamos operar este homem."

Passamos com a cama pelas portas duplas da sala de cirurgia mas, nessa altura, os olhos de Johnny já haviam rolado para trás, de modo que se podia ver apenas a parte branca. Por uma fração de segundo achei que o tínhamos perdido. Não havia pressão arterial.

"Bisturi!", gritei. A equipe cirúrgica tomada de empréstimo assumiu suas posições. Com um só golpe, cortei as três camadas do peito de Johnny, fechado fazia pouco tempo. "Cortadores de metal!" Rapidamente, cortei os seis fios de aço que mantinham unidas as duas partes do esterno. O coração jazia sem vida abaixo do osso — distendido, azul, inchado. Introduzi uma das mãos na cavidade e comecei a apertá-lo, tentando imitar as contrações normais. Sua pressão arterial retornou lentamente, embora os *blips* mal pudessem ser vistos no monitor. Pedi a Robbie que assumisse as compressões manuais do coração. "Mantenha o sangue fluindo para a cabeça", ordenei. Embora a pressão arterial fosse baixa, se pudéssemos manter o cérebro vivo por mais alguns minutos eu poderia reinserir os tubos na máquina de circulação extracorpórea e restaurar níveis seguros de pressão arterial, ainda que por pouco tempo. Perfurei a aorta e o átrio direito com uma lâmina de bisturi e, rapidamente, inseri os tubos. O sangue fluiu através dos tubos de plástico transparentes; Johnny estava de volta à máquina de circulação extracorpórea. A jogada tinha funcionado — até aquele momento. Tinham se passado cerca de vinte minutos desde que recebi o telefonema até o momento em que eu o conectei à máquina. Antes de seu coração parar de bater, sua pressão arterial havia caído ao nível absurdamente baixo de 30. Então sua pressão começou a subir — primeiro 35, depois 45, 65, finalmente chegando a um valor mais seguro de 80. Na sala de cirurgia, os *bips-bips* regulares do oxímetro dizem duas coisas: com que rapidez o coração está batendo e qual o nível de oxigênio no sangue. Quanto mais agudo o tom, maior o nível de oxigênio; quanto mais grave, menor o nível de oxigênio. Os *bips* rítmicos e em tom ascendente do oxímetro de Johnny eram como música. Estáveis e fortes.

Mas será que tínhamos agido tarde demais? Tentei imaginar por que ele havia tido problemas em sua recuperação. Revisei alguns dos medicamentos que ele estava recebendo, ajustei o respirador e, finalmente, otimizei os parâmetros do LVAD. Todavia, o tratamento mais importante foi a tintura de tempo. Resolvi tirá-lo da máquina de circulação extracorpórea e implantar nele uma bomba temporária de plástico, a qual iria ajudar a impelir o sangue para os seus pulmões. Essa bomba fazia o trabalho do lado direito do coração. Com o LVAD bombeando pelo lado esquerdo, Johnny estava recebendo suporte para ambos os ventrículos — o direito e o esquerdo. Assim, implantei a segunda bomba — um artefato maior e mais longo que, na verdade, permanece conectado ao meio externo. Depois, passei mais algumas horas tentando estancar o sangramento — resultante do trauma de trazê-lo de volta quando a vida dele estava por um fio.

"O que você acha?", perguntou-me Robbie, enquanto tirávamos o nosso paciente da sala de cirurgia e o empurrávamos para a sala de recuperação.

Por um momento não fui capaz de responder. Não tanto pelo cansaço mas em decorrência de um profundo sentimento de decepção. "Ele pode estar em morte cerebral", disse eu. Ambos sabíamos que não se poderia dizer nada com certeza até que fizéssemos o coração — apoiado pelas duas bombas — funcionar adequadamente.

Na UTI, Sandra e seus filhos pareciam estar petrificados. Eu lhes disse que havia feito o melhor que podia e que havíamos operado muitos pacientes que estavam em condições semelhantes e que eles haviam se saído bem, embora o caso de Johnny tivesse sido complicado. Sandra perguntou-me se havia alguma coisa que eles pudessem fazer. "Rezem", disse eu. "Esta é a melhor coisa que vocês podem fazer. E fiquem ao lado da cama dele. Deixem-no saber que vocês estão lá e que se importam com ele."

Quando fui para o meu apartamento, do outro lado do rio Hudson, era tarde da noite; dormi pela primeira vez em dois dias. Continuei sonhando que Johnny tinha acordado mas, quando telefonei às seis da manhã, a enfermeira do turno da noite disse: "Nenhum movimento, nada ainda."

No percurso de volta ao hospital, fiquei mudando de uma emissora para outra no rádio do carro. Subitamente, ouvi um nome familiar. "Este é Johnny Copeland!", disse a voz. "A seguir vamos ouvir *The Rainbow Song*." Estariam falando da hospitalização de Johnny? Ou seria apenas coincidência estarem tocando suas músicas naquela manhã? Durante todo o tempo em que eu tinha trabalhado nesse homem, eu nem chegara a saber que ele era um célebre cantor de *blues* conhecido como Texas Twister.

Quando cheguei à UTI, pude inferir, pelas expressões sombrias da família e do pessoal da enfermagem, que Johnny ainda estava profundamente inconsciente. Com um tubo de respiração na boca, tubos saindo de seu peito e fios de monitoração correndo para diversas partes do seu corpo, ele parecia um fantoche patético e adormecido.

Coloquei um braço em torno do ombro de Sandra. "Acho que o coração dele vai se recuperar", disse eu, "de modo que devemos ser inovadores para tentar acordá-lo." E contei a ela sobre tê-lo ouvido no rádio e perguntei-lhe se tinha alguma fita com músicas dele.

"Sim, ele adora as próprias músicas", disse Sandra, e tirou uma fita da bolsa. Coloquei-a para tocar no *walkman* e posicionei os fones de ouvido na cabeça de Johnny. Guvenc, o musicoterapeuta corcunda, havia afirmado enfaticamente que a música pode atingir as profundezas do cérebro, bem abaixo da nossa mente consciente. Se Johnny pudesse ser alcançado desta forma, talvez com a terapia ele pudesse ser estimulado a recuperar plenamente a consciência.

Saí do quarto para fazer a ronda entre os outros pacientes. Por alguma razão — talvez uma premonição — voltei cerca de dez minutos mais tarde. Chequei os monitores. Os sinais vitais de Johnny, expressos em linhas de gráficos e em números dispostos em várias telas, eram os mesmos de antes. Então, olhei para o *walkman* para ver se a fita estava rodando e se o volume era adequado. Quando me inclinei por sobre a cama, aproximando-me de seu rosto, notei que Johnny estava chorando. Pequenas lágrimas estavam brotando sob suas pálpebras. Em segundos as lágrimas estavam escorrendo por suas bochechas. "Ele está vivo!", exclamei, subitamente entusiasmado. "O cérebro dele não está morto!"

Expliquei à equipe e à família de Johnny que, como ainda podia reagir emocionalmente à música, ele não havia perdido a função cognitiva. Durante um longo e pesado momento, Sandra, que estava sentada aos pés da cama, permaneceu em silêncio. Então ela sorriu, levantou-se e limpou o rosto do marido. Durante muito tempo ela segurou a mão dele, apertando-a de quando em quando, com lágrimas rolando também pelo seu rosto.

Ao longo dos sete dias seguintes, Johnny foi recuperando gradualmente a consciência. O *walkman* ficava ligado durante horas e ele começou a movimentar os dedos da mão e a encostar os dedos do pé na estrutura da cama. A sua própria música havia atingido uma parte dele que a tecnologia não fora capaz de alcançar. Assim como os místicos sufis que se elevam a um nível superior de existência por meio da música e de sua dança rodopiante, Johnny pôde recorrer a um *self* superior ou mais espiritual. Quando o próprio *blues* de Johnny penetrou em sua cabeça pelo fone de ouvido e fez vibrar os seus tímpanos, ativando o sistema auditivo e estimulando as sinapses neuronais corretas, ele estava reconhecendo as notas – e vivendo no presente. Ele não estava preocupado com o ontem ou com o amanhã e, felizmente, não estava deprimido por ter de viver dependendo de uma máquina para bombear o sangue. Ele ficava feliz ao ouvir a música. Num sentido muito concreto, Johnny estava ouvindo a linguagem do coração e concentrando os seus esforços na recuperação.

Mas eu não sabia se algum dia ele iria tocar seu violão e cantar novamente. E se eu lhe devolvesse o seu corpo, mas não sua vida, sua música? Acontece freqüentemente que, quando operamos as pessoas, elas passam o diabo e sobrevivem, mas não "voltam à vida". Elas não conseguem retomar a carreira ou suas atividades cotidianas. A memória delas pode falhar ou, então, não conseguem mais raciocinar logicamente. A pessoa que foi colocada sob os nossos cuidados antes da cirurgia desapareceu. O que acontece então? Quando conseguiu falar novamente, porém, Johnny me disse: "O *blues* ainda é o mesmo." Ele colocou a mão no peito. "O sentimento ainda está aqui." Ele tinha apenas uma queixa séria. "Doc, não estou conseguindo compor."

Imaginei que ele estivesse tendo problemas emocionais para se ajustar a um ritmo mais lento e à restrição de permanecer a uma distância máxima de seis horas de viagem do hospital, para o caso de surgir um coração compatível para ser transplantado e substituir o seu órgão, o qual, na época, dependia do suporte de dois dispositivos mecânicos. Mas Johnny explicou-me que o que o impedia de compor era o ruído incessante do LVAD. "Eu costumava compor tarde da noite, quando tudo estava em silêncio", disse ele. "Eu conseguia me esquecer de mim mesmo. Mas esta engenhoca aqui não me deixa esquecer. Ela me faz perder o ritmo." Johnny encolheu os ombros e acrescentou que, pelo menos, ainda podia tocar suas antigas canções e que estava colocando nelas muito mais emoção.

Cinco meses mais tarde, depois de uma lenta mas segura recuperação, Johnny fez sua primeira apresentação em público após ter voltado da morte. A marquise sobre o Manny's Car Wash, um bar de *blues* na parte alta do East Side, em Manhattan, anunciava com grandes letras vermelhas o retorno do Texas Twister: SEJA BEM-VINDO. Parecia que metade da equipe do hospital estava lá, e certamente a maioria das enfermeiras da UTI e da equipe cardiotorácica. Enfermeiras, médicos, estudantes, médicos-assistentes, serventes, porteiros e até mesmo funcionários da administração e muitos outros pacientes com LVAD — todos espremidos numa área dos fundos, próxima ao pequeno palco situado num dos cantos do fundo do recinto. Essas pessoas o tinham banhado, alimentado e transfundido. Elas o conheciam intimamente, conheciam o melhor e o pior de seus sinais vitais. Eu tinha aberto o seu peito e segurado o seu coração com as minhas mãos. Num sentido clínico e emocional, não cuidávamos apenas dele. Éramos uma família.

Quando Johnny saiu dos bastidores, os gritos e uivos foram ensurdecedores. Ele acenou e sorriu, sentando-se depois com seu violão e ajustando o microfone. Quando ele feriu as cordas com a mão, seus cinco *back vocals* irromperam com um vigoroso *blues* no estilo do Texas. Num determinado momento Johnny atirou a cabeça para trás e eu vi o branco de seus olhos, tal como eu o tinha visto na mesa de cirurgia, quando sua pressão arterial despencou. Aquele havia sido um momento terrível — observar a morte movendo-se sorrateiramente para dentro de meu paciente — mas dessa vez, enquanto os olhos dele rolavam para trás, ele estava celebrando a dádiva da sobrevivência com uma música que lhe vinha do fundo da alma.

Cerca de uma hora depois, Johnny Clyde Copeland encerrou sua apresentação com *Life's Rainbow*, a canção que lhe servia de assinatura. Quem quer que a ouvisse naquele noite, e especialmente nós, que estávamos na frente, nos deixávamos levar pelas palavras sobre o amor de uma pessoa brilhando como um arco-íris. Uma vez mais, ele observou cuidadosamente os seus amigos, limpou a garganta, acenou para nossa mesa e disse: "Esta é para você, dr. Oz. Você é o meu mago."

A batida era lenta, com a harmônica e a guitarra elétrica fundindo-se num lamento longo e choroso. Então, Johnny se descontraiu com "E agora, todos digam *yeah*...digam *yeah*!" Nós o fizemos e, então, ele cantou com uma voz profunda e cheia de sentimento:

...Fui até a montanha e a escalei,
e tive uma pequena conversa com o céu.
E ele mostrou-me um lindo arco-íris.
E ele disse: Johnny, isto representa a vida.
O amor tem de brilhar como um arco-íris para que todos o vejam
e, no fim do arco-íris – você é o seu pote de ouro.

Essa noite com Johnny foi para mim o apogeu da minha crescente convicção de que a música poderia contribuir para o processo de cura. Esta crença começou quando Guvenc, o musicoterapeuta e pesquisador turco, falou-me a respeito das antigas técnicas daquilo que hoje chamamos de musicoterapia. Se o nosso coração nos proporciona a pulsação da vida, então a música permite que estabeleçamos uma conexão direta com o nosso próprio instrumento rítmico natural — o corpo. Determinados sons, certos tons podem produzir uma redução mensurável nos sinais físicos do *stress* e da preocupação, tais como a freqüência cardíaca elevada, a respiração superficial e a liberação de adrenalina na corrente sangüínea. Quer ouçamos *blues,* Bach ou a mais simples canção de ninar, o nosso corpo tem a capacidade de responder com um relaxamento graças à atuação do inconsciente. No caso de Johnny Copeland, sua própria música tornou-se a sua melhor aliada no mundo da cura complementar.

6

Lições de Wat Po

*O caminho da cura é um banho perfumado
e uma massagem com óleos todos os dias.*

— Hipócrates

Quase todos os pacientes que dão entrada em nosso centro médico estão ansiosos por experimentar as massagens. Alguns acreditam que ela é a mais relaxante de todas as terapias da medicina complementar que podemos oferecer, embora, obviamente, ela ofereça mais benefícios do que apenas desfazer os nós e confortar os músculos. Em algumas culturas e países, a massagem terapêutica tem sido, ao longo dos séculos, um dos esteios da proteção e promoção da saúde. Na Tailândia, por exemplo, a massagem é parte integral do sistema tradicional de cura local. Em visita a esse país, descobri em primeira mão alguns dos aspectos práticos e mesmo religiosos desse remédio antigo e elementar para todos os tipos de problemas, desde a dor muscular até a paralisia supostamente irreversível.

Minha mulher, Lisa, e eu tínhamos acabado de alugar cavalos para passear na praia, mas eu mal pude fazer a minha montaria se mover. Ele parecia forte e supunha-se que fosse mais rápido do que o de Lisa; todavia, ele era teimoso e mostrava-se indiferente a todos os meus assobios, gritos, chutes com o calcanhar e tapas nas ancas. Assim, eu me desloquei lentamente até o final da praia, onde Lisa estava me esperando, e viramos os cavalos para voltar.

Foi então que o meu garanhão resolveu disparar. Ele voou como um puro sangue ao irromper pelo portão no início de uma corrida. Eu me segurei, tentando refreá-lo, fazê-lo seguir mais devagar. Inutilmente

— ele estava a pleno galope. Todos os tipos de pessoa — crianças, famílias — estavam na praia, de maneira que fomos nos desviando em meio ao tráfego humano. Em vez de entrar em pânico e pular, eu agarrei sua crina e me agüentei. Quando o cavalo parou, eu estava dolorido e machucado por causa da emocionante corrida involuntária. Enquanto eu me retirava, mancando, uma senhora idosa, pequena e rija, ofereceu-se para fazer-me uma massagem. Eu me deixei cair na areia morna e minha ágil massagista começou a trabalhar em mim, usando todos os ângulos agudos de seu corpo — cotovelos, nós dos dedos, pontas dos dedos, joelho e pés. Seu toque era ao mesmo tempo profundo e suave. Ela empurrava, pressionava e amassava os meus músculos, torcendo-me como se eu fosse um *pretzel* humano, puxando para um lado, puxando para o outro, tenteando e forçando com o polegar. Posteriormente, fiquei sabendo que ela havia me proporcionado uma massagem tônica tradicional tailandesa, a qual os tailandeses usam com freqüência para manter a qualidade de vida.

Alguns dias depois, Lisa e eu estávamos perambulando por uma apinhada rua secundária de Bangcoc e encontramos uma clínica de fitoterapia onde a "verdadeira" massagem tailandesa é praticada com objetivos de cura. Os tailandeses usam basicamente dois sistemas de medicina, que não são mutuamente exclusivos mas que freqüentemente são usados em conjunto, dependendo de o problema ser crônico ou agudo. O sistema de base ocidental, obviamente, é praticado em clínicas e hospitais modernos, enquanto a forma tradicional, fundamentada em crenças budistas, recorre extensivamente a medicamentos fitoterápicos, banhos de vapor herbais, ioga e massagens terapêuticas que foram desenvolvidas há séculos para a realeza. Como os plebeus não deveriam tocar a realeza, o que se desenvolveu foi um método de dois dedos para massagem profunda em pontos de acupressão que aliviam os bloqueios de energia ao longo dos meridianos bem conhecidos na medicina tradicional chinesa e indiana. A medicina tradicional tailandesa é na verdade uma mistura de ambas e possui uma farmacopéia singular.

Por curiosidade, visitei uma grande farmácia fitoterápica, a qual se revelou um empório maravilhosamente perfumado com milhares de diferentes remédios naturais para todos os tipos de doenças crônicas, principalmente aquelas de menor gravidade. Na sala principal, lotada de clientes ocupados em examinar a mercadoria, pilhas bem organizadas de sacos e caixas de ingredientes enchiam a área central. Num dos lados havia sobre os balcões fileiras de frascos de boca larga com tampa, contendo outros itens; no outro lado, mais caixas e sacos de mercadorias e, no fundo, as balanças, cepos para cortar e funcionários. As receitas ou prescrições haviam sido passadas de geração para geração, todas tendo sido originalmente trazidas da Índia e da China por monges, com muitas das antigas misturas originalmente escritas em sânscrito e balinês. O que mais me impressionou foi o tempo e o esforço que os pacientes devem dedicar a seus próprios tratamentos. Não é como tomar pílulas — eles precisam preparar cada remédio com elaborados procedimentos que às vezes requerem horas de moagem, mistura e cocção. Cuidar do próprio corpo é coisa séria — uma vez mais, algo que o budismo encoraja.

Na clínica de fitoterapia vi uma garota de 1 ano que estava acompanhada pelo pai. O braço direito dela pendia ao lado do corpo, paralisado desde o nascimento. Aparentemente, o médico do hospital onde ela nascera havia resolvido uma situação de morte certa num parto difícil, mas, ao puxá-la, segurando-a pela delicada axila, havia inadvertidamente rompido o plexo nervoso que controla o braço da garota.

No Ocidente não temos nenhum tratamento satisfatório para essa lesão. Infelizmente, ocorre uma paralisia que geralmente é irreversível. Mas ali eles estão prestes a iniciar uma série de 24 tratamentos com massagem terapêutica. Primeiro, um clínico examinou a garota e fez o diagnóstico. Então, uma outra pessoa assumiu e começou a aplicar uma massagem baseada em pontos de pressão, trabalhando pacientemente o braço, vezes e vezes seguidas. Discuti os prováveis resultados com um agente de cura clínico e me foi dito que a probabilidade de cura não era elevada mas que, no passado, eles haviam conseguido algum sucesso na restauração de movimentos de braços em condições semelhantes.

Enquanto eu estava na clínica, também aprendi que diferentes alongamentos de ioga, técnicas de respiração e posições são usadas para propósitos medicinais. Originalmente, as posições foram inspiradas em diferentes posturas de animais — como as posturas do cachorro deitado ou da cobra. No chão de alguns dos templos ou *wats*, vi antigas estátuas de pessoas em várias posições terapêuticas, tais como a postura acocorada que se recomenda para o fortalecimento do coração. Em muros com séculos de idade, examinei pinturas de figuras humanas com "mapas" superpostos de caminhos de energia — ou meridianos — e pontos de acupressão.

A acupressão, assim como a sua técnica assemelhada, a acupuntura, tem sido usada na China e em outras partes da Ásia por milhares de anos para aliviar a dor e melhorar o funcionamento dos órgãos. Considerado o mais antigo dos dois sistemas de cura pela energia, a acupressão provavelmente nasceu com o instinto natural humano de reagir a um local do corpo que esteja machucado, dolorido ou tenso. Enquanto a acupuntura emprega agulhas aquecidas para perfurar a pele e alcançar pontos meridianos específicos em todo o corpo, para alcançar os mesmos pontos, a acupressão usa a força das mãos, dos dedos, dos nós dos dedos e, até mesmo, a força dos pés. Tal como acontece com a maioria das técnicas dos sistemas de cura tradicionais do Oriente, a meta é produzir equilíbrio ou harmonia no fluxo corporal de *chi* ou força vital.

A acupressão é particularmente eficaz no alívio de problemas relacionados com a tensão. Nesse sistema de cura, considera-se que a tensão seja uma estagnação das energias corporais que fluem através dos nervos, vasos linfáticos, vasos sangüíneos e meridianos. A pressão dos dedos em locais específicos, por exemplo, ajuda a abrir canais ou caminhos de energia obstruídos, liberando a energia bloqueada e aliviando a tensão.

Antes de sair da Tailândia, tive uma última sessão de massagem, dessa vez uma massagem com ervas aplicada em um conhecido templo chamado Wat Po, onde são treinados alguns dos melhores terapeutas do país. O grande salão estava repleto de clientes deitados em esteiras. Foi-me mostrado um ponto e, em minutos, alguém estava pressionando minhas costas nuas com um saquinho contendo várias ervas cozidas no vapor ou em água, incluindo casimar, cânfora, cânfora de Bornéu, lima Kiffer, cidró, açafrão-da-Índia e acácia. Embora estivesse quente, a pequena bolsa não era dolorosa porque o terapeuta mudava-a rapidamente de um lugar para o outro. Quando a massagem terminou, eu estava absolutamente relaxado e minha mente estava calma porém concentrada e alerta.

Assim como acontece com tantas abordagens de cura que a medicina ocidental considera pouco convencionais, a massagem tem suas origens na antigüidade. A maioria das culturas antigas praticaram alguma forma de cura pelo toque ou fricção, com xamãs, sacerdotes e agentes de cura populares realizando os rituais usados para aliviar dores e incômodos. Na tumba do médico egípcio Ankh-mahor, que data de 2200 a.c., um baixo-relevo representa um sacerdote esfregando o pé de um homem sentado. A massagem como arte de cura foi primeiramente mencionada por escrito há cerca de três mil anos, originalmente na China e, depois, nas descrições médicas da antiga Pérsia e em textos indianos sobre a fitoterapia. Obviamente, sabemos por fontes escritas que os antigos gregos e romanos freqüentemente faziam uso de massagens com óleos e ervas. No quarto século a.C., o filósofo grego Hipócrates, considerado o pai da medicina moderna, exprimiu repetidamente as virtudes curativas e restauradoras da massagem.

No Ocidente, a massagem foi mantida viva como uma prática popular entre os eslavos, finlandeses e suecos. Em outras partes do mundo — na Índia, China, nas Américas e em algumas ilhas do Pacífico Sul — várias formas de massagem se desenvolveram e floresceram como armas contra a dor e as doenças. Na Turquia, minha terra natal, os assim chamados banhos turcos têm florescido como uma mistura de antigas práticas locais e greco-romanas, as quais incluem muitos banhos, escovação, lavagem com sabão, enxaguadura e massagens vigorosas enquanto a pessoa está deitada em plataformas de mármore. Hoje, nos Estados Unidos, os praticantes de massagem terapêutica passam por rigoroso treinamento, seguidos por um processo cuidadoso de licenciamento de profissionais. Estima-se que 85 mil terapeutas realizem 60 milhões de tratamentos por ano a 25 milhões de americanos.

Além da acupressão, de origem chinesa, e de uma técnica semelhante do Japão, chamada *shiatsu*, outros tipos populares de massagem incluem a sueca, a massagem profunda, a de pontos deflagradores (neuromuscular) e a massagem esportiva. De modo geral, pode-se dizer que esses tratamentos contribuem para o aumento do retorno de sangue venoso para o coração, estimulam a saída de linfa dos tecidos afetados, promovem o alongamento de tecidos moles, como a pele, músculos, tendões e ligamentos, influenciando também o funcionamento do estômago, intestino delgado e cólon. A massagem também pode ajudar a liberar endorfinas, as substâncias químicas analgésicas produzidas no cérebro em resposta aos golpes, pressões e outros movimentos do massagista. Mesmo um simples toque da mão sobre a pele pode reduzir a pressão e a freqüência cardíaca.

Em dezenas de estudos controlados, pesquisadores das universidades de Miami, Duke e Harvard, e investigadores do Miami Touch Research Institute (Instituto de Pesquisa do Toque de Miami) demonstraram os resultados benéficos das massagens em pacientes com uma variedade de problemas, desde asma e ansiedade até enxaqueca e diabetes. Um estudo, por exemplo, mostrou que bebês prematuros que são massageados três vezes por dia durante dez dias ficam mais alertas, ativos, reagem melhor e ganham peso 47 por cento mais rápido do que prematuros não massageados. Explicando que nenhuma categoria de bebês recebeu mais alimento do que a outra, o estudo concluiu que o ganho de peso nos bebês massageados devia-se a uma absorção alimentar mais eficiente.

Demonstrou-se também que a massagem tem efeitos profundos sobre os sistemas hormonal e imunológico. Ratos que recebem massagens na barriga, por exemplo, irão liberar oxitocina, um importante hormônio cerebral. Além disso, pacientes com AIDS apresentarão uma contagem mais elevada de células assassinas naturais no sistema imunológico depois de diversas sessões de massagem. Embora ainda não esteja claro se essa alteração ajuda os pacientes, essas descobertas indicam a existência de um potencial efeito imunológico da massagem.

Meus pacientes, especialmente aqueles com bombas cardíacas mecânicas e que ficaram hospitalizados por um longo período, proporcionaram-me uma oportunidade singular de estudar os efeitos benéficos da terapia por meio de massagens. Fiquei particularmente interessado em observar os movimentos dos vasos linfáticos, os quais funcionam como uma espécie de sistema de remoção de lixo do nosso corpo. Eu tinha passado muitos anos à mesa de jantar com meu sogro e cirurgião cardíaco Gerald Lemole, discutindo suas idéias pioneiras sobre o sistema linfático e seu papel na aterosclerose. Curiosamente, os maestros, que estão sempre movimentando os braços para cima e para baixo e automassageando seus vasos linfáticos, parecem ter menos aterosclerose do que pessoas com idade semelhante em outras ocupações. Lemole acreditava que esses estreitamento ou "endurecimento" das artérias tinha prevalência maior do que o normal em pacientes submetidos a transplantes cardíacos porque o sistema de vasos linfáticos não se regenera no novo coração, o que pode promover o acúmulo de depósitos de gordura nas artérias.

Nosso programa oferecia uma oportunidade única para o estudo dos efeitos da massagem linfática, pois os sensores no LVAD mostravam-nos o tempo todo exatamente quanto sangue era bombeado para os tecidos do paciente. Todo o fluido presente nas veias e artérias do corpo passa através do sistema linfático, onde os produtos de excreção acabam removidos. Mas como o sistema linfático se livra das excretas? Os exercícios podem aumentar drasticamente a drenagem linfática (e, possivelmente, melhorar o funcionamento do sistema imune), mas os investigadores demonstraram que, quando os coxins das patas de cachorros são massageados, essa estimulação produz um efeito semelhante. Se massageássemos os pés de nossos pacientes com LVAD, registrando o fluxo sangüíneo e a atividade linfática, será que eles obteriam os mesmos benefícios em termos de drenagem linfática? Um caso muito difícil fez de mim um adepto desta técnica.

Kory Boglarski, de apenas 16 anos de idade, foi o paciente mais jovem em quem já implantei um LVAD. De fato, ele foi o mais jovem do mundo a ir para casa usando um LVAD. Quando vi Kory pela primeira vez, juntamente com Jack e Peg, seus pais, chamaram-me a atenção os seus cabelos loiros e olhos azuis. Ele era instrutor de esqui em Connecticut e, muito embora estivéssemos no final do inverno, ele lamentava estar perdendo o restante da temporada. Ele viera para o Columbia após quatro semanas de constante piora que começaram com o que ele acreditava ser uma amigdalite estreptocócica. Ele tinha ficado fraco e com falta de ar, tendo posteriormente recebido o diagnóstico de insuficiência cardíaca aguda. Seu coração estava perigosamente aumentado, e um LVAD era a nossa única esperança para manter Kory vivo até que pudéssemos encontrar um doador para efetuar um transplante cardíaco.

Eu operei o dia todo e passei a noite com o garoto, lutando para mantê-lo vivo. Depois de tudo isso, minhas pernas doíam, meus braços e ombros pendiam e meus olhos pareciam bolas de chumbo. Todavia, mais do que o cansaço e o esforço físico, eu estava esgotado por causa da tensão emocional, achando que o meu jovem paciente pudesse morrer.

Quando finalmente pude sair de perto de Kory, que agora estava na sala de UTI numa condição razoavelmente estável, arrastei-me para a minha sala. Para fazer com que minha mente e meu corpo ficassem preparados para relaxar, curvei-me sobre a cintura, deixando minha cabeça pender por um momento, e assumi a postura iogue do "cachorro abaixado". Meus quadris estavam no ar, minhas costas arqueadas, minhas mãos e pés encostados no chão, minhas pernas travadas nos joelhos. Eu estava nessa posição havia talvez cinco minutos, e estava apenas começando a relaxar emocionalmente, quando o telefone tocou. "Mehmet", disse Doug Jackson, um dos nossos anestesistas mais experientes, "este garoto está morrendo. Ele não vai sobreviver se continuar em seu estado atual."

"Por quê?", perguntei. "O que está acontecendo?"

"Ele está afundando cada vez mais."

O principal problema de Kory era a baixa capacidade de bombeamento de sua nova bomba. A quantidade de sangue que chegava aos pulmões para ser oxigenado era insuficiente. Minha única opção era levar Kory de volta para a sala de cirurgia e implantar-lhe mais uma bomba. Quando entrei na UTI, vi um ajuntamento de cerca de dez pessoas com roupa de hospital em torno do leito de Kory — um mau sinal. "O que está acontecendo?", perguntei eu. Todos eles se viraram para olhar para mim, esperando que eu pudesse fazer algum milagre e salvar o garoto. Infelizmente, eu estava tão incerto quanto eles e apenas tentava não demonstrar o meu desespero.

Embora Kory tivesse um tubo de respiração inserido através de seus lábios azulados e preso com esparadrapo a seu rosto inchado, o monitor de saturação de oxigênio emitia sinais preocupantes. Quanto mais agudo o som emitido, mais saudável o paciente. Quanto mais grave o sinal, pior o estado do paciente. Naquele momento, os sinais vitais de Kory estavam produzindo as quatro sinistras notas da Quinta de Beethoven.

Subitamente, lembrei-me das idéias do meu sogro a respeito de vasos linfáticos e massagens nos pés. Se ela funcionava com cachorros, pensei eu, talvez também funcionasse com seres humanos. Assim, aproximei-me dos pés da cama de Kory, descobri os seus pés e, sem uma palavra de explicação, comecei a apertá-los. Todo mundo ficou olhando — os outros médicos, enfermeiras e toda a equipe — e se perguntando que diabos eu estava fazendo. Dentro de alguns minutos, porém, o fluxo de sangue de Kory começou a aumentar, saindo de 2,1 litros por minuto para 2,3 e então para 2,5 e continuando a subir. Sempre que eu parava de apertar, o fluxo caía; quando eu começava novamente, ele subia. Assim, continuei fazendo a massagem durante 45 minutos, apertando, esfregando, pressionando as solas de seus pés, esvaziando os vasos linfáticos até que o seu fluxo se estabilizasse num nível saudável. Kory simplesmente tinha necessitado de um empurrãozinho para iniciar sua caminhada rumo à recuperação.

Nessa altura, havia três maneiras de explicar o que havia ocorrido: Primeira, talvez o fluxo sangüíneo de Kory estivesse para subir de qualquer maneira. Segunda, ao apertar os pés dele com tanta força, talvez eu tivesse "acordado" o seu corpo, que começou a bombear o sangue. Terceira, talvez o meu tratamento tivesse de fato funcionado. Como posso provar que a minha reflexologia amadora provocou sua recuperação? Não posso, não com base num único caso. Mas, a não ser que os ensaios que faremos no futuro com a reflexologia provem o contrário, acredito que o que aconteceu a Kory não tenha sido coincidência.

Praticantes de reflexologia formalmente treinados geralmente seguem os métodos desenvolvidos no início do século XX a partir da obra de dois americanos, dr. William Fitzgerald e Eunice Ingham. Fitzgerald primeiramente propôs que o corpo humano fosse dividido em dez zonas iguais, estendendo-se do topo da cabeça até os artelhos. Ele acreditava que a estimulação de uma zona ou local específico do pé poderia produzir um efeito desejável numa zona correspondente de uma outra parte do corpo. Eunice Ingham posteriormente desenvolveu um "mapa do corpo", o qual ela afirmava mostrar de que modo cada parte do corpo se refletia em locais alvo nas solas, artelhos e nas laterais dos pés. A face inferior da base do grande artelho, por exemplo, está intimamente ligada ao pescoço, e a região central da sola dos pés, próxima à cabeça dos ossos do metatarso, reflete o coração.

Estudos recentes têm demonstrado que, quando se pressiona o ponto de acupressão para os olhos, uma imagem por ressonância magnética dinâmica irá mostrar alterações no centro visual do cérebro. Talvez esse possa ser um dos mecanismos de ação desses antigos tratamentos.

Um tratamento complexo de reflexologia freqüentemente demora de trinta minutos a uma hora. Os terapeutas relaxam ambos os pés ao mesmo tempo dando-lhes suaves pancadinhas. Começando pelos artelhos, eles descem para o calcanhar, cobrindo gradualmente a sola, o dorso e os lados do pé. Quando aplicam pressão sobre locais de reflexos específicos, eles esfregam, giram e fazem pressão com as mãos. Imediatamente após a sessão os pacientes em geral relatam uma sensação de leveza e de relaxamento, algumas vezes até mesmo mencionando uma espécie de "libertação" na área necessitada de tratamento.

Quer o terapeuta toque os pés ou o restante do corpo, a massagem é essencialmente um tratamento táctil. Todavia, um outro sentido muitas vezes está envolvido: o olfato. Através dos tempos as pessoas têm usado óleos e ervas aromáticas para intensificar os efeitos das massagens. Na era moderna esta prática curativa adjuvante chamada aromaterapia — embora ainda controvertida — está sendo rapidamente aceita e tornando-se parte do arsenal da medicina complementar. Assim como a maioria dos tratamentos, a aromaterapia afeta todo o corpo, melhorando a saúde geral e o bem-estar da pessoa. Entretanto, os seus adeptos relatam que ela também pode ser eficaz para doenças crônicas específicas, tais como dores musculares e reumáticas, acne e outros problemas de pele, distúrbios digestivos e problemas relacionados com a menopausa e as doenças pós-natais.

O nosso sentido de olfato, localizado nas catacumbas da parte mais primitiva do cérebro, é extremamente poderoso. Quando sentimos um cheiro, o nosso sistema nervoso autônomo — o piloto automático do nosso corpo — pode produzir todos os tipos de respostas físicas. A amígdala, o centro emocional do cérebro, está diretamente relacionada com as glândulas olfativas, provavelmente as glândulas menos conhecidas do nosso corpo. A sede da raiva humana também é a amígdala, e um temperamento irascível, conforme sabemos, contribui para o surgimento de doenças cardíacas.

Para Jane Buckle, que fez um treinamento de vários anos na Universidade de Cambridge e é agora consultora e terapeuta em nosso Centro de Cuidados Complementares, a aromaterapia não se limita à utilização de essências aromáticas. Dentre as dezenas de óleos essenciais derivados de plantas, cada um tem aroma e propriedades terapêuticas características — e, assim, cada fragrância afeta a glândula olfatória com diferentes combinações de substâncias químicas. Aplicadas na pele ou inaladas, algumas fragrâncias acalmam e relaxam, enquanto outras estimulam e revigoram. Pesquisas realizadas na Universidade de Duke, por exemplo, têm demonstrado que o uso de aroma de baunilha, administrado por cateter nasal, pode reduzir a sensação de dor. Aromas picantes, por outro lado, aumentam a resposta à dor. Os aromaterapeutas também usam fragrâncias para aliviar vários estados mentais: manjericão, por exemplo, alivia a ansiedade; o jasmim combate a depressão e o hortelã-pimenta melhora a concentração mental.

Os óleos essenciais são produzidos mediante prensagem e destilação de matéria-prima vegetal para obtenção de uma essência altamente concentrada da fragrância da planta. Em média, um óleo essencial é setenta vezes mais cheiroso do que a planta a partir da qual ele é produzido. Por serem altamente concentrados, os óleos essenciais raramente são usados diretamente sobre a pele, mas adicionados em pequenas quantidades — tipicamente 2,5 a 3 partes por cem — a um óleo vegetal de base.

Jane Buckle, com seus anos de *know-how* e *kits* de minúsculos frascos, ajudou-nos a planejar experimentos em estudantes voluntários para verificar se a aromaterapia poderia trazer benefícios para os pacientes. Ao esfregarmos óleos aromáticos nos pés dessas pessoas, pudemos alterar a variabilidade da freqüência cardíaca, mostrando que as essências podem influenciar o sistema nervoso autônomo. Durante o estudo, também descobrimos que os jovens americanos — ao contrário de adultos da Ásia, por exemplo, onde as massagens são comuns — tendiam a ficar nervosos ou apreensivos quando eram esfregados com óleos, em vez de inalá-los através de tubos nasais ou em pedaços de gaze. Em nossos próximos estudos controlados, nós provavelmente usaremos métodos nasais de administração enquanto tentamos responder à pergunta: "A aromaterapia pode reduzir a tensão pós-operatória e acelerar a recuperação dos pacientes?"

E, quem sabe, poderemos descobrir toda uma série de tratamentos eficazes.

❦ 7 ❦

Fazendo Ondas

> O propósito da cura
> é colocar-nos em harmonia
> com nós mesmos.
>
> — O. Carl Simonton

No início de meu envolvimento com a medicina complementar, recebi o telefonema de uma mulher que se apresentou como agente de cura energética e estudante de pós-graduação numa faculdade de saúde pública. Julie Motz tinha ouvido falar que eu estava interessado em oferecer aos meus pacientes — especialmente àqueles que tinham recebido um LVAD — alguma coisa a mais do que a combinação usual de medicamentos, habilidades cirúrgicas e fisioterapia que os hospitais modernos usam para combater as doenças. "Será que poderíamos conversar um pouco?", perguntou Julie, e eu rapidamente respondi: "É claro, vamos marcar um encontro."

O termo "agente de cura energética" não disparou em mim nenhum alarma. Eu sabia que a *cura pela energia* ou as terapias voltadas para a energia eram um termo genérico que incluíam muitos tipos de tratamento, da acupuntura e homeopatia até o toque terapêutico e diversos tipos de massagem. A maioria dessas abordagens derivam de antigas tradições médicas na China e na Índia e baseiam-se na crença de que os humanos são seres físicos e também sistemas de energia que determinam a saúde ou o equilíbrio mental, emocional e espiritual da pessoa.

Os terapeutas acreditam que a energia flui dentro do corpo através de canais chamados *meridianos*, com sete centros principais de energia ou *chakras* (uma palavra do sânscrito que significa roda), alinhados ao longo da coluna. Cada chakra emite e absorve uma *energia vital* diferente (que os chineses chamam de *qi* ou *chi*), e esta rege diferentes áreas — ou até mesmo órgãos — do corpo. A meta dos agentes de cura energéticos é a remoção dos bloqueios à força vital ao longo dos meridianos, criando equilíbrio e eliminando a doença. Muitos deles chegam mesmo a declarar ter a capacidade de enxergar sutis ondas eletromagnéticas ou auras brilhantes emanarem das pessoas e que esses fenômenos também indicariam os locais de bloqueio ao fluxo de energia.

Quando Julie chegou para o nosso encontro, fiquei imediatamente admirado com sua viva inteligência e seu discurso elaborado. Ela borbulhava de idéias e parecia ter experiência em muitas áreas, nem todas elas dentro do âmbito da medicina. Uma mulher magra, com cabelos curtos e rosto de traços suaves, ela sorria muito e falava com segurança. E ela sempre usava chapéus extravagantes, o que acabou fazendo com que os meus colegas se referissem a ela como "A Mulher do *Sombrero*".

Na época eu não fazia idéia se iria usar os serviços dela ou de qualquer dos outros autoproclamados agentes de cura energéticos dentro de um hospital. As Julies do mundo não têm credenciais formais e, muito embora eu estivesse dirigindo o meu programa com LVADs, eu já estava atraindo olhares curiosos de meus colegas até mesmo por me reunir para conversar com alguém que eles provavelmente consideravam estar na órbita da Nova Era. Felizmente, alguns de meus colegas cirurgiões, como Craig Smith, eram céticos que jogavam limpo. Craig, cirurgião aplicado e cientista rigoroso, apoiou as minhas incursões no domínio da medicina complementar ao mesmo tempo que insistia para que tudo que usássemos fosse rigorosamente testado. Tanto para ele como para mim, os fatos eram o melhor argumento.

Embora eu tivesse começado a apresentar protocolos de pesquisa para estudos de hipnose, musicoterapia, aromaterapia e toque terapêutico — com os sábios conselhos de Don Kornfeld, o chefe da junta revisora da Universidade de Columbia —, meus esforços tiveram um sucesso limitado. Certo dia, ocorreu-me a solução. Eu estava conversando com uma paciente que queria fazer o cabelo, algo semelhante ao que aconteceu quando minha esposa, Lisa, quis receber uma massagem na enfermaria da maternidade. Obviamente, se eu podia trazer um cabeleireiro como um "conforto adicional", por que eu não poderia classificar os praticantes da medicina complementar na mesma categoria, pessoas que poderiam oferecer aos pacientes uma interrupção do tédio que caracterizava a vida dessas pessoas num hospital? Entretanto, nessa categoria, Julie não poderia ser paga pelo hospital.

"Então", disse-lhe eu, "você terá de trabalhar na condição de voluntária, como um sacerdote."

"Fabuloso", disse ela. "Quando começo?"

Meus pacientes adoraram-na. Não demorou muito para um paciente pedir que Julie o acompanhasse à sala de cirurgia. George Serafin estava convencido de que o trabalho dela faria uma diferença no modo como ele se sentia e o ajudaria a manter a confiança de que iria sobreviver à sua provação médica. Conquanto durante o transplante fosse altamente incomum permitir a entrada na sala de cirurgia de qualquer pessoa que não pertencesse à equipe, resolvi abrir uma exceção por causa da extraordinária história de George e de sua intensa confiança em Julie.

Quando vi George pela primeira vez, ele parecia um cadáver ofegante, com sinais vitais condizentes com sua aparência. Sob as luzes fluorescentes de seu quarto no hospital, a pele do executivo de 46 anos parecia pastosa e inchada. O único sinal de vida eram os seus olhos, firmes e bem abertos. As telas dos monitores emitiam os seus *bips*, um monitor cardíaco computadorizado desenrolava papel de eletrocardiograma, enfermeiras faziam os seus relatórios e, no corredor, um cardiologista era da opinião que George talvez estivesse a caminho do necrotério.

Sobrevivente de uma cirurgia cardíaca de coração aberto, realizada dez anos antes, George agora estava sendo vítima do estágio final da sua doença cardíaca. Ele tinha adiado durante tanto tempo sua vinda para o hospital que nem mesmo um transplante — procedimento potencialmente salvador — poderia ser feito de imediato. Ele não poderia ser ajudado nem mesmo por uma bomba mecânica. Os seus rins não estavam funcionando e seu corpo estava tão inchado que, quando pressionei os meus dedos contra seu queixo, deixei em sua pele depressões com 12 centímetros de profundidade. George chegou mesmo a admitir sentir calafrios, o primeiro sinal da infecção que provavelmente iria tirar-lhe a vida.

Enquanto eu preparava os meus pensamentos, antes de fazer a lúgubre comunicação à família, tomei a precaução de fazer com que sua esposa se sentasse. Então, expliquei-lhe cuidadosamente o sofrimento e a morte certa que iriam ocorrer mesmo se fôssemos em frente e implantássemos um LVAD. Depois, fui até o quarto de George, encontrei-o acordado e comuniquei-lhe a terrível predição. Ele me ouviu pacientemente e, então, contou-me que já havia enfrentado a morte antes, no Vietnã. Veterano da marinha, ele tinha sobrevivido a missões em que esteve sob fogo e sentia que seria capaz de dizer quando chegasse a sua vez. "Eu saberei quando chegar a minha hora", disse ele, "e ela ainda não chegou."

Os cirurgiões sabem que os pacientes que acham que vão morrer durante a cirurgia quase sempre estão certos. Mas eu não estava seguro de que o inverso seria verdadeiro.

"George", disse eu, "acho que é tarde demais."

"Doc", disse George, "eu não vou morrer. Sei que não vou. Tenho muito por que viver."

Assim, convoquei a equipe de LVAD — enfermeiras, médicos assistentes, cardiologistas e assistentes sociais — para que ajudassem a determinar o curso mais racional da nossa conduta. Mas com George Serafin os nossos critérios normais pareciam irrelevantes. Ele estava tão determinado, tão certo de que não iria morrer, que resolvi seguir em frente com a cirurgia na manhã seguinte.

Usando gorro, luvas e máscara, fiquei ao lado do corpo de George, que estava estendido sobre a mesa e anestesiado. Nossa enfermeira-chefe passou o bisturi para mim e eu fiz a incisão inicial na pele, desde o alto do osso esterno até o umbigo. O telefone da sala de cirurgia tocou. A microbiologia estava chamando. Haviam crescido bactérias na cultura do sangue colhido durante um calafrio que George tivera na noite anterior. Normalmente esse mau sinal teria cancelado a cirurgia, mas isso não ocorreu porque a operação já estava em curso.

Eu continuei, abrindo um espaço acima do peritônio — o saco que contém os intestinos, o estômago e o fígado — para implantar a bomba de LVAD. Em seguida, usei uma serra cirúrgica para cortar através do esterno, expondo a cavidade do peito e, por fim, o enorme coração de George, do tamanho de um melão. Em seguida, desviei o sangue do coração para a máquina de circulação extracorpórea. Costurei os tubos do LVAD nas aberturas cardíacas correspondentes e liguei o aparelho. Desconectado da máquina de circulação extracorpórea, o coração de George, auxiliado pela bomba, começou a bater novamente.

Mas a sua batalha estava apenas começando. O tecido cicatricial da cirurgia de revascularização anterior e os danos causados ao fígado pela insuficiência cardíaca produziram um sangramento torrencial — um problema que eu não poderia resolver. Coloquei cera para osso no esterno para reduzir a exsudação. Acrescentei um concentrado de fatores de coagulação na ferida. Transfundi fatores de coagulação e plaquetas. Peguei um pacote de gaze e apliquei pressão manual em cada local de sangramento que pude encontrar. George ainda sangrava. Deixei o seu peito aberto por três dias, operando todos os dias para estancar o sangramento. George permaneceu inconsciente e com o tubo de respiração em sua traquéia. No terceiro dia, finalmente, o sangramento cessou. George ainda estava vivo — não muito bem, mas conseguindo se agüentar.

Na manhã seguinte George recuperou a consciência. Eu sorri enquanto o examinava, pensando em todas as medidas heróicas realizadas em seu corpo, mas não lhe contei sobre a guerra que havíamos travado. Depois, ele me perguntou e eu descrevi o que havia acontecido. Ele sorriu e, então, deixou-me chocado com sua observação. "Foi o que eu pensei", acrescentando que, durante três dias, ele havia se sentido como se estivesse nadando através de uma sopa grossa que o ajudava a boiar mas que também tornava seus movimentos mais difíceis. Sua cabeça também parecia pesada, embora ele visse uma luz brilhante sobre ela. Ele achou que, se pudesse permanecer sob a luz, iria viver. Cada vez que a luz se movia, ele manobrava de modo a voltar para o centro. Por fim, a luz não se moveu; ele estava seguro.

"Você se lembra disso?", perguntei.

"Isto é *tudo* de que me lembro", disse George. "Eu ficava pensando, 'Não estou morto ainda. Tenho de voltar para a luz. Farei isso e ficarei bem'."

Enquanto esperava um doador, George começou tratamentos com Julie. Ela tinha me pedido para explicar-lhe tudo o que a minha equipe cirúrgica e eu iríamos fazer com George, de modo que ela pudesse conduzi-lo passo a passo pela cirurgia, no nível emocional. Eu havia visto de que modo ela havia reduzido significativamente o nível de ansiedade em outros pacientes. Nós havíamos lhes dado questionários pedindo que avaliassem o próprio nível de energia e ansiedade antes e após os tratamentos de Julie. Quase invariavelmente, eles afirmavam sentirem-se menos tensos e com mais energia com as sessões.

Assim, quando substituí o velho e doente coração de George, junto com a bomba, Julie estava lá, com gorros e máscaras como o restante de nós. Ela primeiramente posicionou-se a seus pés e, com os olhos fechados, esfregou-os e apertou-os, aparentando estar ela própria em um estado alterado de consciência. Mais tarde ela deslocou-se para o lado da cabeça, mantendo suas mãos algumas polegadas acima da testa dele, nunca distraindo-me nem interferindo com os procedimentos cirúrgicos. Na verdade, durante toda a luta para transplantar com segurança um coração em George, eu estava tão ocupado com minhas táticas para lidar com os problemas que mal notei a presença de Julie e os serviços que ela estava prestando. Somente muito depois do término da cirurgia, após ela pedir a George para dar as "boas-vindas" ao seu novo coração com palavras de apreço, foi que ela contou-me a respeito de sua singular interpretação da cirurgia.

"Para ele foi como correr uma maratona", disse ela.

"Sei como é. Eu já participei dessa corrida algumas vezes."

"O corpo dele estava realmente lutando", continuou ela, "trabalhando tão duro quanto você. Ele nunca se rendeu. É por isso que ele está tão cansado agora. Não é por causa da anestesia." Ela acrescentou que havia visto George na sala onde os pacientes ficavam aguardando a cirurgia, e ele parecia estar confiante de que poderia superar a provação que o aguardava. Na sala de cirurgia, por causa da insuficiência renal de George, ela concentrou-se em seus rins — usando a energia que emanava de suas mãos para alterar e reduzir o "bloqueio" de energia existente em seus rins. Posteriormente, George gabou-se de que sua produção de urina havia aumentado.

Para Julie e, cada vez mais, também para mim, conhecer um paciente era menos uma questão de interpretar os sinais vitais do que "ler" as emoções dessa pessoa. Sua história médica, as estatísticas vitais, a abertura do peito, a verificação dos efeitos da nicotina ou de uma alimentação rica em gordura — esses eram alguns dos muitos fatores externos. A avaliação que ela fazia da vida interior ou emocional do paciente, seu pesar, raiva, solidão ou dor – isso ela passaria para mim como uma orientação adicional para a cura.

Agora George está de volta à vida normal, dirigindo o seu próprio negócio. "Antes disso tudo acontecer", disse-me ele, "eu nunca ia a uma igreja. Agora vou todos os domingos. Recebi minha vida de volta."

Expliquei-lhe minhas reservas iniciais acerca da operação e minhas limitações humanas como cirurgião. "Às vezes", acrescentei, "é melhor ser sortudo do que bom, embora eu goste de ser as duas coisas."

George sacudiu a cabeça. "Veja bem, doutor", disse ele. "Eu simplesmente não desisti. Eu não conheço essa palavra."

Todo médico tem casos que desafiam uma explicação simples. Em geral, murmuramos alguma coisa a respeito de sorte ou de acaso, sacudimos a cabeça e passamos para o próximo paciente. Mas a história de George e o papel que nela teve Julie ficaram marcados em minha mente. Conforme ela me lembrou, nunca devo subestimar o efeito que a força de vontade do paciente tem sobre o seu corpo.

"Acredito que as emoções são do corpo e não do cérebro", dizia Julie. "Medo, raiva, amor, dor – acontecem no corpo. Um excesso de raiva reprimida, e o resultado é depressão e doença. A raiva é a emoção que mais afeta o coração." De minha parte, mencionei estudos que confirmavam o elo entre doença cardíaca e depressão, incluindo o fato de que pacientes deprimidos têm níveis sangüíneos de hormônios do *stress* mais elevados do que as pessoas que não estão deprimidas. Isso produz aumento da pressão arterial, aceleração dos batimentos sangüíneos e sangue que coagula mais facilmente – todos fatores que contribuem para o surgimento de graves problemas cardíacos. Além do mais, pacientes deprimidos produzem níveis mais elevados de cortisol, os quais podem exacerbar os batimentos cardíacos erráticos que, freqüentemente, precedem a morte súbita. O cortisol também reduz a secreção de hormônio do crescimento, fazendo com que o colesterol do corpo penda para o lado das perigosas lipoproteínas (gorduras do sangue) de baixa densidade e que seja reduzida a quantidade de lipoproteínas de alta densidade, que protegem os vasos sangüíneos.

Então Julie explicou que, durante as sessões, ela às vezes recebia visões ou imagens de grande tristeza. Ela explicou que a cura ocorre por meio de relacionamentos, os quais, para ela, freqüentemente significam tocar fisicamente as pessoas – uma técnica que outros agentes de cura energéticos, incluindo os praticantes do toque terapêutico, não consideram necessária. "Quando toco as pessoas", explicou ela, "eu sinto coisas. Não é calor ou frio. É mais como um formigamento ou uma pressão. Não tenho de tocar. Eu *gosto* de tocar. Os pacientes internados em hospitais encontram-se terrivelmente privados de contato humano."

Julie também insistia que eu deveria conversar com os meus pacientes durante a cirurgia. Se eu e, provavelmente, a maioria dos cirurgiões, não pronunciamos palavras – ou mesmo orações e pedidos – dirigidas aos nossos pacientes, a verdade é que os nossos pensamentos estão voltados para eles. Quando eu era estudante de medicina, lembro-me de observar o meu sogro na sala de cirurgia. Gerald Lemole, um famoso cirurgião cardíaco, dizia a seus pacientes anestesiados e inconscientes para pararem de sangrar ou fazerem o próprio coração bater mais forte. Ele fingia fazer isso de brincadeira mas, no fundo, acho que ele estava falando sério.

Eu também estava me reunindo com cientistas que estudavam a cura energética e fiquei impressionado por estar sendo feito um esforço genuíno para se determinar se esses fenômenos existiam ou não. Glen Rein, um pesquisador do Quantum Biology Research Labs, em Northport, Nova York, havia feito tentativas de quebrar o que ele acreditava ser um fenômeno energético, dividindo-o em categorias discerníveis para fazer com que fosse mais fácil investigá-lo. Daniel Benor, um médico de Nova Jérsey, psicoterapeuta e pesquisador da cura pela energia, estava investigando o toque terapêutico, uma modalidade de cura em rápido crescimento, particularmente entre as enfermeiras. Comumente conhecido como "imposição de mãos", o toque terapêutico baseia-se no princípio de que a energia de nosso corpo estende-se para além dos limites da nossa pele. Embora os métodos variem, a meta do terapeuta é desbloquear qualquer congestão no campo de energia do paciente, de modo que as habilidades naturais do corpo possam funcionar melhor. O terapeuta também equilibra e energiza o corpo por meio de uma série de movimentos rítmicos com a mão, executados alguns centímetros acima da pele, como se para "desfazer as rugas" no campo de energia do paciente.

O dr. Benor acha que pelo menos trinta mil enfermeiras e outras pessoas pratiquem o toque terapêutico nos Estados Unidos e mais de oito mil desses curadores estão registrados no Reino Unido para ministrar tratamento em hospitais mediante solicitação dos pacientes. Os centros hospitalares britânicos para reabilitação cardíaca e para o tratamento da dor e do câncer utilizam regularmente os serviços desses agentes de cura. Na Europa oriental e na Rússia, esse tipo de terapia está cada vez mais integrado ao moderno tratamento alopático. Embora os agentes de cura energéticos pareçam estar em choque com os pontos de vista científicos convencionais, o dr. Benor acredita que, à medida que aumenta o número de pesquisas rigorosas e convincentes na área da medicina energética, essa antiga abordagem de cura irá conquistar uma melhor aceitação por parte da comunidade médica ortodoxa.

Podemos realmente emitir energia com as nossas mãos? Sabemos que os nervos transmitem impulsos elétricos e sabemos que as correntes elétricas produzem campos eletromagnéticos. Também sabemos que cada pensamento tem origem em um padrão diferente de disparo neuronal. Assim, por que é tão difícil dar o próximo passo — pelo menos especular que cada pensamento produz um estado de energia diferente? E por que essa energia não poderia ser transferida para fora do corpo? Sinto-me encorajado a pensar assim em razão de ter tido contato com praticantes da cura pela energia de outras culturas. Uma experiência particularmente reveladora ocorreu após eu proferir uma palestra num respeitado hospital americano em Istambul. Meu pai e Eric Rose estavam comigo e, no momento em que estávamos nos preparando para deixar a sala de conferências, senti um tapa em meu cotovelo. "Dr. Oz, tem uma mulher lá fora que gostaria de conversar com o senhor", disse uma polida voz masculina, em turco. "Ela é uma agente de cura energética. O senhor teria alguns minutos?"

"Leve-me até ela", disse eu.

O nome dela era Nurcan e ela era do Azerbaijão, uma das repúblicas soviéticas de língua turca, que faz fronteira com o nordeste da Turquia. Com cerca de 35 anos de idade, Nurcan dizia ter estudado o mesmo sistema alopático de medicina que eu e meus colegas havíamos estudado. Assim, ela podia comunicar-se sem dificuldade na linguagem da biologia, da química orgânica, da anatomia e da fisiologia contemporâneas. Após o seu treinamento médico convencional em Moscou, ela disse ter estudado cura energética durante vários anos antes de mudar-se para a Turquia. Fiquei intrigado, pois nunca tinha conhecido alguém que tivesse recebido treinamento tanto em medicina moderna quanto em antiga.

Eric apresentou-se como voluntário para um tratamento. Nurcan fez com que ele se deitasse em uma mesa firme e acolchoada e, então, fez uma pausa para concentrar-se em seus pensamentos. Ao longo de toda a sessão eu traduzi suas palavras pronunciadas em turco, tentando imitar sua voz suave e calmante. "Agora vire-se... deite-se sobre suas costas. Feche os olhos... deixe os braços e pernas relaxados... sinta suas mãos e pés ficando pesados..." Eric permaneceu quieto, com o rosto inexpressivo. Nurcan começou a mover os seus braços estendidos cerca de dois a cinco centímetros acima do corpo dele, quase tocando-lhe a pele. As mãos pequenas e delicadas faziam discretos movimentos circulares, às vezes fazendo uma pausa sobre determinados pontos.

De acordo com o que ela explicou depois, o campo de energia de uma pessoa estende-se além da pele, como uma aura invisível. Nurcan aparentemente estava usando as mãos para direcionar *sua* energia para as áreas mais quentes e congestionadas, onde a energia não estava fluindo adequadamente — isto é, não estava em equilíbrio ou em harmonia com o restante do corpo.

Quando ela terminou Eric parecia ter caído no sono. Ele abriu os olhos e, depois de algum tempo, sentou-se, sorriu para o meu pai e para mim e disse: "Isso não foi como eu esperava. É muito diferente da medicina ocidental." Perguntei-lhe como ele se sentia e ele respondeu: "Muito bem! Não sei como isso iria afetar as outras pessoas mas, o que quer que seja, é relaxante."

Então, Nurcan demonstrou o uso de sua "vara de energia" — um pedaço de arame reto e revestido como aqueles usados em cabides, com cerca de sessenta centímetros de comprimento e tendo em uma extremidade um segmento de cerca de 2,5 centímetros formando um ângulo de noventa graus com o segmento principal. Ela segurava o arame pela ponta angulada, apertando-o entre o polegar e o indicador. Em seguida ela desceu lentamente com o arame pelo peito e pelo abdômen de Eric, enquanto este se mantinha de pé. Ela segurou o arame a alguns centímetros das roupas dele e, subitamente, a ponta do arame moveu-se para a parte superior direita de seu abdômen. "O fígado dele é fraco", disse Nurcan. Eu traduzi e Eric fez troça dizendo que provavelmente a culpa era do excesso do bom vinho turco. Em seguida perguntei se eu poderia tentar mover o arame sobre Eric, achando que ela poderia ter usado algum truque para fazer girar o arame. Todavia, usando apenas o polegar e o indicador eu não conseguia segurar o arame com força suficiente para fazer o longo arame girar de acordo com a minha vontade — e, para minha surpresa, quando cheguei ao tal ponto sobre o fígado, o arame moveu-se abruptamente, conforme havia feito antes.

Aparentemente a vara de energia funcionava como uma vara de rabdomante, usada para se procurar água, embora nenhum de nós pudesse apresentar uma explicação racional — pelo menos em nossos termos — para aquilo que havíamos testemunhado.

Angus McDonald foi outro paciente meu que experimentou o toque terapêutico com resultados ainda mais impressionantes. Um paciente de meia-idade com LVAD e que acabou recebendo um transplante do coração, Angus iniciou sua estada no hospital determinado a curar-se da melhor forma possível. Ele havia se submetido a uma quádrupla cirurgia de revascularização cardíaca mais de vinte anos antes e, agora, mesmo com o LVAD, ele estava à beira da morte porque seus pulmões estavam funcionando muito mal. Angus tinha SARA, ou Síndrome da Angústia Respiratória do Adulto, condição que foi descrita formalmente pela primeira vez durante a Guerra do Vietnã. Jovens soldados gravemente feridos morriam não de seus ferimentos mas de "pneumonia" — só que não era pneumonia. Tratava-se dessa condição inflamatória, uma irritação que afeta o pulmão de pessoas muito doentes. A SARA geralmente é letal, e era isso o que me preocupava em Angus McDonald.

Angus, assim como a maioria dos homens do Ocidente, tinha reservas acerca da medicina energética. Ele não sabia o que esperar. Para mim, porém, parecia valer a pena uma tentativa, ainda que a título de experimento. Duas terapeutas adeptas da cura pela energia trabalharam nele simultaneamente. Elas o fizeram deitar-se de costas em sua cama de hospital, dizendo-lhe que ele poderia manter os olhos abertos se assim o quisesse. Depois disso, elas estenderam os braços e as mãos sobre o corpo dele, ficando uma mulher perto de seus pés e a outra próxima à cabeça. Subitamente, ele sentiu um intenso calor e, ao olhar para cima, viu uma mão estendida de quinze a vinte centímetros acima de seu corpo. "Então, houve uma rápida mudança de temperatura", contou-me ele depois, "como a sensação que você tem quando coloca a mão perto de um ferro quente. É muito mais energia do que aquela que poderia ser emitida pelo corpo de uma pessoa."

Obviamente, é impossível que a mão de uma pessoa, por mais quente que esteja, irradie esse tipo de calor. À medida que a mão passava sobre o seu corpo, ele sentia o calor movendo-se com ela. Ele fechou novamente os olhos e, então, sentiu uma sensação de frio irradiando-se para baixo, a partir da mão, e uma segunda área de frialdade em sua face. Uma vez mais, não se espera que mãos possam transmitir o frio por mera condução. É muito difícil que a mão, ainda que fria, possa afetar a pele de uma outra pessoa sem tocá-la.

Durante o procedimento, Angus perguntou às terapeutas qual era o verdadeiro mecanismo das sensações de frio e calor. "Foi nesse momento que percebi que se tratava de algum outro tipo de energia", disse ele. "Tratava-se de algo que me era completamente desconhecido porque a próxima coisa que aconteceu foi ver esta pálida luz azul, uma luz realmente azul, quando a mão fria foi deslocada para baixo. Era como se a luz estivesse entre a mão dela e os meus olhos. E então ela expandiu-se. Foi como se eu estivesse cercado de azul por todos os lados. Foi uma incrível e maravilhosa sensação."

Angus explicou que a suave luz azul iria aumentar e diminuir conforme as duas mulheres começavam ou paravam de movimentar as mãos sobre ele. A agente de cura lhe disse que o azul claro era a cor da aura que ela estava projetando. "Para falar a verdade", disse-me ele, recordando-se do que havia acontecido naquela sessão, "não sei ao certo como isso aconteceu. Eu não acreditava muito nisso mas fiquei espantado ao ver o seu efeito."

"Como você se sentiu depois disso?", perguntei-lhe.

"Extremamente revigorado", disse ele. "Isso fez com que eu me sentisse muito melhor."

Nem todas as pessoas tratadas pelos terapeutas energéticos podem detectar auras e mudanças de temperatura, conforme fez Angus. Agora, será que eu, na qualidade de seu cirurgião, podia identificar algum efeito benéfico produzido pelo tratamento? Bem, Angus não teve problemas com o LVAD. Ele acabou recebendo um novo coração e voltou para casa, retomando sua vida normal. Mas não houve nada de espetacularmente inesperado ou extraordinário em sua recuperação. Ele diz acreditar que os tratamentos ajudaram o seu corpo a evitar a rejeição do tecido do transplante. "Não existe nenhuma prova real", disse ele, "mas é isso o que eu acho."

Quanto às auras e campos de energia em torno do corpo humano – do tipo sentido por Angus McDonald –, os cientistas estão tentando provar que eles existem, usando equipamentos laboratoriais de alta tecnologia para medir atividades eletromagnéticas muito sutis que possam estar emanando dos indivíduos estudados. Todavia, provar que podemos modificar esses campos para influenciar outros organismos vivos é coisa diferente. No passado, se uma pessoa doente era "curada" pela imposição de mãos, a tendência era atribuir a causa ao efeito placebo. As pessoas que *esperavam* ficar bem provavelmente o fariam. Estudos respeitáveis provam que essas curas ocorrem num caso em cada três. Todavia, até recentemente os investigadores não tinham prestado muita atenção às expectativas e sentimentos dos médicos e terapeutas durante os tratamentos energéticos.

Bernard Grad, atualmente professor aposentado da Universidade McGill, em Montreal, e que durante muito tempo atuou como pesquisador no campo da bioenergética, acredita que as pessoas que afirmam ter o dom de ministrar algum tipo de cura energética com as mãos freqüentemente dizem que a cura não é feita por elas mesmas mas por um "poder superior" ao qual estão ligadas. Este poder superior não é necessariamente Deus ou uma entidade espiritual. Às vezes ele é descrito em termos de uma força vital, fluxo de energia, energia vital ou como uma conexão universal promovida por forças eletromagnéticas ainda indefiníveis. Em diferentes culturas e credos ela tem recebido diferentes nomes – Deus, o Grande Pai, *prana*, *chi*. Neste sentido, portanto, o agente de cura, terapeuta ou xamã atua como um conduto útil, atencioso, animado e até mesmo amoroso desse grande poder.

Em experimentos bem documentados realizados ao longo de mais de três décadas, Grad testou os efeitos da imposição de mãos em animais de laboratório, plantas, leveduras e em objetos inanimados. Num experimento, um terapeuta aplicou um tratamento que reduziu significativamente o crescimento de bócio em camundongos. Em outro experimento, cuidadosamente controlado, repetidos tratamentos aceleraram a cura de feridas em outro grupo de camundongos. Nesse experimento ele produziu ferimentos na pele do dorso de três grupos de camundongos. Duas vezes por dia, um pesquisador segurava em sua mão os camundongos de um dos grupos; um segundo grupo, que servia como controle, era segurado na mão por um agente de cura energético; e um terceiro grupo de camundongos era tratado apenas com calor e não era pego na mão. Depois de cinco dias o agente de cura energético mostrou que poderia acelerar significativamente o processo de cura. Havia três a quatro vezes mais feridas curadas no grupo do agente de cura do que no grupo controle e uma percentagem ainda mais elevada em comparação com o grupo tratado apenas com calor.

Embora Grad derrame pouca luz sobre o que possa estar causando esses efeitos, de uma forma cientificamente aceitável, ele nos lembra que os efeitos observados não podem ser explicados apenas em termos das forças físicas ou químicas atualmente conhecidas. Tampouco podemos explicar esse fenômeno recorrendo ao efeito placebo, pois os camundongos, presumivelmente, não são sugestíveis como os seres humanos.

Valerie Hunt, outra conhecida pesquisadora do campo da bioenergia, afirma ter conseguido medir a presença e as diferentes e mutáveis cores dos campos de energia humanos. Treinada em neurofisiologia e tendo lecionado na Universidade de Columbia e na Universidade da Califórnia, em Los Angeles, Hunt usou sensores e aparelhos que captam ondas de eletricidade de freqüência extremamente elevada — uma freqüência maior do que aquela da eletricidade dos músculos, do cérebro e do coração — e fez uma correlação entre essas ondas eletromagnéticas e as auras.

Nos estudos de Hunt, agentes de cura observavam isoladamente um grupo de pacientes e todos, ainda separados uns dos outros, descreviam uma aura azul. Com outros pacientes os agentes de cura descreviam uma aura amarela ou de cor mista ou, talvez, um fulgor mais escuro. Essas auras são invisíveis para a maioria das pessoas e podem se estender por 1,5 a 3 metros de distância do corpo. Em todas as ocasiões, relatou Hunt, esse sinal visível da força energética existente dentro e em torno do corpo era constante e contínua.

As pessoas que afirmam que podem ver as auras freqüentemente se dizem capazes de "escanear" o campo de energia do corpo, sentindo áreas de calor, frio, dor, sensibilidade, entorpecimento e formigamento.

Alguns afirmam poder de fato ter a capacidade de ver e interpretar as cores da alma, captando os efeitos de lesões do passado e de traumas potenciais futuros. Alguns acreditam até mesmo poder fazer isso a distância, meditando sobre um nome ou tocando em uma fotografia do objeto alvo.

Além disso, cientistas ortodoxos têm conseguido produzir imagens radiográficas de pessoas, revelando a existência de campos de energia muito pequenos em torno delas. Cada uma de nossas células tem energia. Na verdade, nosso corpo funciona apenas porque as nossas células têm gradientes de energia ou taxas variáveis de fluxo de íons ao longo de sua superfície. A razão pela qual alguns eletrólitos permanecem dentro ou fora da célula tem por base os campos de energia. É fundamental manter essas energias separadas. Se, por exemplo, o sódio não for mantido fora da célula e o potássio em seu interior, você não teria uma célula viva. Este é o aspecto fundamental da vida — a capacidade de a membrana manter o mundo externo separado do interior da célula.

Na nossa clínica tentamos testar se os agentes de cura energéticos podiam de fato controlar a energia que emitem. Para isso, usamos um processo eletrofotográfico de alta voltagem conhecido como fotografia Kirlian, o qual recebeu este nome em homenagem a um excêntrico cientista russo que, na década de 1930, descobriu que halos de luz podiam ser vistos em torno do dedo de pessoas colocadas perto de campos elétricos de alta voltagem. A maior parte da extensa literatura russa sobre o tema, classificada como confidencial pelo governo russo, nunca foi liberada para o Ocidente; assim, tivemos de desenvolver a nossa própria "câmera" Kirlian.

O princípio da fotografia Kirlian é simples. Toda matéria, incluindo os seres humanos, possui elétrons que giram em torno de átomos, os quais são os blocos de construção de todas as coisas. Se a nossa mão chegar perto de um forte campo magnético, parte dos elétrons da superfície da pele serão puxados para longe e irão saltar à frente, rumo ao campo elétrico com maior força magnética. Durante a viagem, o elétron irá colidir com qualquer coisa que esteja em seu caminho, incluindo os elétrons de outros átomos. Ao atingir um outro elétron, eles transmitem-lhe mais energia, fazendo com que o referido elétron passe para um estado de maior "excitação". Quando os elétrons "excitados" voltam ao normal, eles liberam uma energia extra na forma de fótons, os quais apresentam características visíveis que podem ser fotografadas. Como a maior parte das colisões dos elétrons será com átomos de hidrogênio, o gás mais comum do ar, as imagens Kirlian geralmente são azul-violeta, a cor emitida pelo nitrogênio.

Deduzimos que, se os agentes de cura energéticos pudessem controlar a energia que porventura emitissem, qualquer mudança de energia efetuada por eles seria visível em suas auras. Para criar a tecnologia de que necessitávamos, recrutei Mark Russo — um confiante e obstinado engenheiro que havia aprendido o seu ofício trabalhando com armas invisíveis ao radar — para que ele construísse a placa eletromagnética de alta voltagem, e Asim Choudhri, um misto de bioquímico e *hacker* de computador, para analisar as cores das auras. Em seguida, comparamos um grupo de agentes de cura energéticos com um número igual de indivíduos "controle" não treinados.

Mark descobriu que todas as pessoas que havíamos testado emitiram um halo característico de cores quando o dedo médio da pessoa entrava em contato com a placa eletromagnética. Asim escaneou cada halo para colocar os dados num computador, que analisou as cores em seus três componentes primários (vermelho, amarelo e azul) e, posteriormente, dividiu cada componente em 256 categorias de "profundidade" para dar-nos a "impressão digital energética" exata de cada pessoa. Em seguida, pedimos que as pessoas tentassem modificar conscientemente as suas auras. Embora nenhuma das pessoas não treinadas fosse capaz de fazê-lo, no grupo do agente de cura energético havia algumas que de fato conseguiam mudar a cor de seus halos, em geral com intensificação da faixa média da cor azul.

Repetimos o estudo dezenas de vezes para nos assegurarmos de que as pessoas — e não um acaso feliz — estavam realmente mudando as cores de seus halos e para provarmos que a probabilidade de essas alterações serem pura coincidência era menor do que uma em mil. Chegamos mesmo a tentar identificar uma causa fisiológica das mudanças examinando os efeitos que a temperatura, a pressão arterial e a intensidade da pressão do dedo tinham sobre as imagens. Nem mesmo a respiração rápida, a interrupção da respiração ou o uso de técnicas de *biofeedback* podiam causar as mudanças.

Assim, sabemos que algumas pessoas com treinamento em cura energética podem alterar a energia de uma forma que ainda não compreendemos. Isso não significa que as alterações produzam alguma cura mas, pelo menos, temos um ponto de partida para estudos adicionais.

Boa parte das pesquisas pioneiras sobre a energia eletromagnética em sistemas biológicos e não-biológicos foi realizada na década de 80 pelo dr. Bjorn Nordenstrom, que foi diretor de radiologia no Instituto e Hospital Karolinska, em Estocolmo. Os experimentos de Nordenstrom têm procurado demonstrar a existência de um fluxo estruturado de eletricidade na forma do que ele chama de "circuitos elétricos biologicamente fechados", ou campos, em organismos vivos. Esses sistemas de espirais ou vórtices tridimensionais variam em tamanho e são dominados por um fluxo de íons positivos e negativos em campos circulantes — da mesma forma como a corrente elétrica é conduzida através do metal em diferentes comprimentos de onda e amplitudes. Os terapeutas energéticos, obviamente, em geral referem-se aos chakras — os principais centros de energia do corpo humano — como "vórtices".

Mais recentemente, outros cientistas injetaram isótopos radioativos na "tabaqueira anatômica" — a parte mole da mão, entre o polegar e o indicador — e conseguiram acompanhar, por meio de imagens de raios X, o movimento dos isótopos ao longo dos *meridianos* de energia, diferente de qualquer outro sistema identificado na medicina ocidental. Ou seja, um acupunturista que conheça a maneira tradicional chinesa de mapear a energia do corpo poderia prever o modo como os isótopos iriam fluir da mão para o corpo com maior precisão do que um médico com treinamento ocidental.

Um estudo bem documentado, feito em Xangai, mostra de que modo a utilização desses meridianos de energia pelos acupunturistas pode ajudar pacientes de cirurgia cardíaca. Anestesiados por agulhas habilmente colocadas em pontos específicos das orelhas e das extremidades, verificou-se que, após a cirurgia, 107 pacientes apresentaram "acentuada redução ou ausência de vários sintomas respiratórios e complicações pós-operatórias". O pesquisador escandinavo Soren Ballegaard publicou resultados impressionantes quando a acupuntura foi usada para aliviar a angina em pacientes que não podiam utilizar os medicamentos tradicionais. Nos Estados Unidos, o uso da acupuntura e dos meridianos de energia para promover a cura e o alívio da dor tem encontrado ampla aceitação. Até o momento, porém, a acupuntura ainda é a única técnica energética aprovada para uso em hospitais nos Estados Unidos, ainda que principalmente para o tratamento de pacientes cujos problemas de saúde estão relacionados ao abuso de substâncias.

Uma questão importante a que os meus pesquisadores e eu estamos tentando responder é o modo como a cura energética pode influenciar a atividade celular, particularmente das células cancerosas e do sistema imune. Embora essa pesquisa possa parecer forçada ou mesmo absurda, o fato é que os nossos primeiros esforços estão nos proporcionando respostas muito encorajadoras. No âmbito do *establishment* médico convencional, obviamente, a mera existência do fenômeno da cura energética em geral é encarada com ceticismo. Isso acontece principalmente porque todas as tentativas de medir a real transferência de energia — pelo menos conforme foi publicado na literatura médica ocidental — falharam. Talvez isso ocorra porque qualquer sistema de medição utilizado para avaliar a medicina energética invariavelmente afeta a energia. Na física esse fenômeno é chamado de Princípio da Incerteza, de Heinsenberg. Na década de 1920 os físicos chegaram à conclusão de que, se você descrever a natureza dos elétrons atingindo-os com outros elétrons, a trajetória da partícula que estivesse sendo observada seria necessariamente modificada pela observação. Conseqüentemente, as técnicas de medição direta que usamos para avaliar os poderes sutis da medicina energética poderiam interferir com os tratamentos de cura energética por nós utilizados. Foi por essa razão que optamos por utilizar um ensaio biológico — um meio indireto de avaliar a vitalidade da medicina energética.

Sob rigoroso controle científico, Frank Huo — um agente de cura energético treinado na China — e três outros terapeutas, dois dos quais usam técnicas de toque terapêutico, trataram células de câncer de mama cultivadas em placas de Petri. Frank demonstrou repetidamente poder reduzir a velocidade de crescimento das células cancerosas, ainda que num grau muito pequeno, enquanto os outros terapeutas produziram resultados interessantes porém menos consistentes. Frank parecia estar produzindo um efeito excepcional sobre essas células normalmente explosivas e extremamente agressivas.

Sonal Sha, uma promissora pesquisadora do meu laboratório, encarregou-se de conduzir os experimentos com Frank e com os outros terapeutas. Tendo se formado com distinção pela Brown University, onde se diplomou em filosofia, ela dentro em breve irá seguir os passos de seus pais em alguma área da medicina (o pai dela é cirurgião e a mãe especialista em biologia molecular). "Sou muito cética em relação à cura energética", disse francamente Sonal, quando pela primeira vez lhe pedi ajuda. Eu disse a ela que preferia que o trabalho fosse feito com uma abordagem caracterizada por estrito rigor científico.

Numa das salas de laboratório do edifício de pesquisa do hospital, apinhada de equipamentos, Sonal cultivou as células cancerosas em pequenos frascos de vidro que continham um meio nutritivo cor-de-rosa, os quais eram mantidos no interior de uma estufa. As células normais são sociáveis e estão em íntimo contato com as suas vizinhas. Quando chegam a uma determinada densidade, elas param de crescer. As células cancerosas, todavia, simplesmente crescem e continuam a crescer. Elas são como ervas daninhas, muito anti-sociais, forçando o seu crescimento sobre as outras células, aglomerando-se e lutando por espaço.

Sonal tomava amostras dessas células e, usando uma grade de minúsculos quadrados, contava-as sob o microscópio antes e depois dos tratamentos com energia. Ela introduzia Frank e os outros, separadamente, numa sala de teste silenciosa, onde eles, em pé, ministravam seus tratamentos. Frank, com os olhos fechados e uma das mãos acima da outra, 15 a 25 centímetros acima do recipiente de vidro que continha as células, mostrava-se particularmente concentrado durante as sessões de 30 a 60 minutos de duração. Cada terapeuta usava uma palavra ou frase específica enquanto se concentrava em emitir energia ou *chi* através das mãos. O método de Frank consistia em concentrar-se em tirar de sua mente todos os pensamentos exceto a palavra *matar*.

Frank Huo, um jovem de olhos brilhantes nascido em Pequim, estudou durante muitos anos as técnicas de energia mente-corpo da "ciência Yuanji". Incorporando elementos do taoísmo, do budismo e do confucionismo, esse caminho para a obtenção de harmonia, bondade e boa saúde também envolve a utilização dos sistemas naturais de energia do corpo. O que Frank fazia com as células, diz ele, era simplesmente usar a sua energia para criar harmonia — nesse caso, para matar uma parte da vida que estava se comportando de forma destrutiva e descontrolada. Ele estava atuando de forma muito semelhante aos mestres *chi-gong* da China, os quais, segundo consta, têm a capacidade de movimentar ou de influenciar objetos inanimados sem tocá-los. O dr. David Eisenberg, professor da Faculdade de Medicina de Harvard, descreveu uma dessas demonstrações de força energética. Quando estava na China, ele observou um mestre *chi-gong* respirar fundo três ou quatro vezes e, então, apontar um pé e uma das mãos para um pesado lampião de vidro, o qual estava pendurado em um suporte e começou a oscilar para frente e para trás. O mestre *chi-gong* estava a um metro de distância do lampião, e Eisenberg estava convencido de não ter sido enganado por nenhum truque.

Em nosso segundo teste, Sonal observou a freqüência com que a timidina, um nucleotídio marcado radioativamente, era incorporado pelas células cancerosas. Quanto mais rapidamente elas cresciam, mais timidina era absorvida. Quando fizemos a comparação entre as células "tratadas com energia" e as células do grupo controle, também descobrimos um crescimento um pouco mais rápido nas células que não tinham recebido nenhum tratamento de energia. Agora estamos fazendo testes mais sofisticados, tratando linfócitos humanos com energia para descobrir se, dessa forma, eles irão atacar um determinado antígeno com maior ou menor freqüência. Se descobrirmos que a energia de fato combate o câncer — pelo menos fora do corpo, numa placa de Petri — então veremos de que modo os tratamentos de Frank afetam o câncer dos pacientes *dentro* do corpo. Esta será a série de "pequenas perguntas" que faremos para poder responder à grande pergunta: "Pode a terapia energética curar o câncer?"

Ao discorrer a respeito de seu conceito de mudança de paradigmas, o falecido Thomas Kuhn, autoridade em história da ciência, argumentou que o conhecimento científico não se desenvolve por meio de um progresso suave e gradual, por meio de pequenos passos que vão se somando. Ao contrário, uma nova descoberta ou dados convincentes forçam os cientistas a encarar a realidade com uma ótica muito diferente. O campo da energia mente-corpo pode proporcionar o catalisador necessário para que ocorra esta mudança no modo como encaramos a doença e as artes da cura.

8

Vontade Espiritual

A vida é como uma vela. A alma é a
chama que se projeta para o céu;
o pavio é o corpo que nos segura cá embaixo.

— Rebbe Menachem Schneerson,
adaptado por Simon Jacobson
e compilado por Steven Dubner

A maioria dos médicos — quer o admitam publicamente ou não — já teve contato com algum paciente agonizante e desenganado que, de alguma maneira, sobreviveu. Um fato inexplicável, a não ser que você leve em conta uma forte dose de oração — de pessoas queridas, de estranhos, de pessoas de perto e de longe, solicitada ou espontânea. Esta é provavelmente a mais antiga terapia da história da humanidade. Todavia, conforme observa Larry Dossey, eloqüente escritor e antigo diretor clínico do Medical City Dallas Hospital, este é "um dos segredos mais bem guardados da medicina moderna".

Pesquisas mostram que, de todas as práticas de cura não-convencionais usadas nos Estados Unidos, a oração é de longe a mais comum — usada por 91 por cento das mulheres e 85 por cento dos homens. Entre os pacientes admitidos ao nosso serviço de cardiologia, a maioria considera que a oração é o seu único método de medicina complementar.

E, de acordo com o que Dossey e outros argumentaram, a oração pode funcionar. O dr. Randolph Byrd, cardiologista da Faculdade de Medicina da Universidade da Califórnia, em San Francisco, estudou quase quatrocentos pacientes suspeitos de terem sofrido ataques cardíacos. Eles foram divididos aleatoriamente em dois grupos, sendo que ambos os grupos receberam tratamento médico de última geração. Os primeiros nomes dos pacientes de um dos grupos foram fornecidos a vários grupos de protestantes e católicos, os quais foram solicitados a rezar por esses pacientes. Nem os médicos e enfermeiras nem os pacientes sabiam quem estava ou não recebendo orações.

Os pacientes que receberam orações revelaram-se menos propensos a desenvolver insuficiência cardíaca congestiva, tinham uma chance cinco vezes menor de necessitarem de antibióticos e três vezes menor de precisarem de diuréticos. Poucos membros do grupo que recebeu orações pegaram pneumonia. Foi como se o grupo que recebeu as orações tivesse tomado um medicamento miraculoso!

E as orações feitas no outro lado do país pareciam tão eficazes quanto aquelas realizadas por grupos que estavam perto do hospital. Outros estudos controlados têm comparado a capacidade de as pessoas influenciarem a velocidade de crescimento de organismos apenas com sua mente, tanto de perto (aproximadamente a um braço de distância) quanto a distâncias de até 23 quilômetros. Esses estudos também revelaram que as distâncias parecem ser irrelevantes; de perto ou de longe, a força da influência era a mesma. Dossey e outros têm observado que tais experimentos com cura baseada nas orações fornecem um quadro consistente: a oração não é uma forma convencional de energia, como a eletricidade, cuja força diminui com a distância. Nem tampouco é uma forma de energia que possa ser "emitida" ou "recebida". Embora os cientistas ainda não possam explicar como as orações funcionam a distância, futuros experimentos controlados e reproduzíveis, em campos tão díspares como a física quântica e a clarividência, poderão algum dia elucidar o mecanismo de funcionamento desse tipo de cura.

No caso de Kory Boglarski, não foi preciso que Dossey me lembrasse que, de todos os tratamentos não-convencionais disponíveis, talvez as orações — e não apenas a massagem que lhe fiz nos pés — é que tenham influenciado o processo de cura do garoto por ocasião da colocação do LVAD e da realização do transplante de coração. Nascido numa família fervorosamente católica, Kory disse que seus pais e sua irmã rezavam por ele constantemente. Esta chegou até mesmo a interromper os estudos universitários durante um semestre para poder ficar com ele. "Sempre fomos bons católicos", explicou Peg, sua madrasta, quando Kory saiu do hospital, "mas tudo isso que aconteceu serviu para nos aproximar ainda mais uns dos outros e de Deus." Enquanto Kory esteve no hospital, os seus pais, antes de irem para casa, sentavam-se junto com o filho todas as noites e faziam suas orações. Obviamente, isso não poupou Kory de periódicos momentos de desânimo. Lembro-me de uma ocasião, durante sua estada de oito meses conosco, em que ele afundou numa terrível depressão e pediu que seus pais simplesmente o deixassem ir para casa e morrer. Jack e Peg disseram ao filho que precisavam dele e que seu papel era permanecer vivo. "Deus tem um propósito para você", disse Peg. "Você tem de continuar por aqui para cumprir este propósito." Kory posteriormente contou-me que, quando ouviu essas palavras, foi como se "Deus tivesse falado diretamente com ele", como se Deus tivesse dito isso para todo o seu corpo. Desse momento em diante ele nunca vacilou. Ele sabia o que precisava fazer.

Na noite em que Kory recebeu o coração, sua mãe estava numa missa dedicada à sua cura. Quando a família recebeu o telefonema do coordenador de transplante, eles tiveram de partir imediatamente, pois levariam duas horas e meia para chegarem ao hospital. Kory e seu pai estavam acabando de sair da entrada da casa quando Peg subiu com o carro. "Você deve ter rezado um bocado", disse-lhe Kory. "Eu acabo de receber um coração!"

Não deveríamos deixar de usar qualquer coisa que funcione, por mais estranho, antigo ou inexplicável – em termos ocidentais – que o tratamento possa ser. A ciência apenas começou a explicar a conexão mente-corpo. Estou convencido de que o nosso geralmente presunçoso mundo da moderna medicina alopática – temperado pela ocasional tolerância para com outras abordagens de cura – deve oferecer aos pacientes todo um menu de terapias complementares, algumas das quais estamos agora testando com o propósito de fazer com que sejam aprovadas para utilização opcional no hospital. Neste sentido, se alguns pacientes oram, a prática dificilmente necessita de aprovação. Trata-se simplesmente de algo a mais no tratamento dessas pessoas, um reflexo da atitude delas em relação à doença – e a atitude muitas vezes é um fator decisivo numa recuperação bem-sucedida.

No Columbia Presbyterian, os serviços pastorais – orações, aconselhamento e rituais – têm se expandido nos últimos anos e muitos de nós, médicos, estamos convidando clérigos para virem ao hospital porque poucos de nós — apenas 35 por cento — nos sentimos à vontade para oferecer apoio espiritual aos pacientes. Mas se fôssemos chamar os clérigos apenas para ministrar a extrema-unção aos pacientes agonizantes ou gravemente doentes — quando todos tivessem desistido de salvá-los — creio que estaríamos privando os pacientes de uma oportunidade para invocar mais uma ajuda potencial para a própria cura.

Lembro-me de Gerald White, um paciente do Texas que fiquei conhecendo. Esse homem de 66 anos tivera um dos rins retirado por causa de um câncer e, infelizmente, houve uma recidiva da doença, fazendo com que ele precisasse submeter-se a uma segunda cirurgia um ano mais tarde. Quatro meses após esta nova tentativa de curar o câncer cirurgicamente, novos focos de crescimento apareceram em seus pulmões, o que estava de acordo com os padrões de disseminação desse tipo de câncer. O senhor White começou a seguir um agressivo programa de imunoterapia, porém este tratamento também foi ineficaz para impedir o surgimento de novas metástases.

Depois de receber esse tratamento por oito meses, sem sucesso e com todos os seus efeitos colaterais, o senhor White começou a freqüentar uma sessão de cura e orações todas as noites de quarta-feira, numa igreja episcopal das proximidades. Depois de vascular a literatura em busca de dicas de auto-ajuda, ele acrescentou a meditação e a visualização mental ao seu regime de orações. Dentro de quatro meses as massas nos pulmões haviam desaparecido, e ele permanece livre da doença há quase dois anos. Os seus médicos não conseguem explicar a sua recuperação, a qual ele atribui às orações.

Às vezes a fé, por si só, pode efetuar a cura. Frank Jones, um outro paciente com LVAD, era um robusto trabalhador de 45 anos, o qual transportava e espalhava areia pelas estradas e rodovias do norte do estado de Nova York. Durante uma tempestade de neve particularmente pesada, ele sucumbiu por causa do esforço e sofreu um extenso ataque cardíaco que o deixou inconsciente e à beira da morte. Embora vários colegas achassem que para ele não havia mais possibilidade de salvação, eu já havia conhecido sua esposa e seus filhos — uma experiência que geralmente me leva a operar mesmo quando as chances de sucesso são pequenas.

A desafiadora operação foi surpreendentemente tranqüila e, quando Frank recuperou a consciência, fiquei na expectativa da usual torrente de admiração para com minha equipe de trabalho na sala de cirurgia. Mas Frank não apenas estava deprimido porque o seu coração lhe falhara como também estava aborrecido comigo por lhe ter salvo a vida. "Dr. Oz", disse ele, "eu deveria morrer. Eu estava indo para uma vida melhor. Que serventia terei eu agora?"

Fiquei surpreso com essa reação, mas achei que dentro em breve ele poderia mudar de idéia. Todavia, eu estava errado. Ao longo das semanas seguintes Frank parou de comer, perdeu peso e, num certo sentido, tornou-se passivamente suicida. Por intermédio de uma assistente social fiquei sabendo que ele era bastante religioso. Assim, fiz entrar em ação a artilharia pesada: o ministro da igreja que ele freqüentava e sua esposa. Discutimos o problema e traçamos um plano perfeito, que poderia restaurar o seu senso de propósito na vida e que ele não poderia recusar. Conseguimos convencê-lo de que ele era necessário para atuar como um evangelizador para sua igreja. E dessa vez Frank recobrou as forças, dizendo que era seu dever para com Deus ficar curado e fazer um bom trabalho. Encontrar um novo propósito para viver o havia transformado num novo homem.

Para muitos pacientes, receber tratamento num hospital e submeter-se a uma cirurgia é um grande salto para o desconhecido. Paul Broadhead, por exemplo, procurou-me para fazer um transplante cardíaco com uma atitude rabujenta de quem se coloca nas mãos de um médico para ser consertado. Ele era um magnata do ramo imobiliário, que se fizera por si mesmo e estava acostumado a ser o manda-chuva. Não obstante o seu coração estar falhando, ele ainda estava no começo da meia-idade e com grandes planos para o futuro. Ele parecia tratar o seu coração como apenas mais um solavanco na estrada ou um atraso temporário antes de voltar ao trabalho.

Quando chegou a sua vez e um doador foi encontrado, ele estava bastante doente e extremamente vulnerável. As palavras alternativo, complementar, holístico, mente-corpo e espiritual não faziam parte do seu dicionário. "Quando alguma coisa no corpo está quebrada, você a conserta e ponto final", dizia ele. "Você não questiona por que ou como a doença aconteceu. Essa é uma tarefa para os caras de avental branco."

Assim, eu tive de convencê-lo: "Acredite em mim", disse eu, "os pacientes se saem melhor quando desempenham um papel ativo. Você vai se recuperar mais depressa e poderá usar essas ferramentas para continuar com sua cura em casa."

Enquanto eu descrevia as nossas terapias complementares, o grisalho magnata resmungou um pouco mas acabou concordando em fazer uma tentativa com massagens, ioga e exercícios de meditação. Mas Paul Broadhead também tinha uma surpreendente faceta espiritual. Ele contou-me que estudara durante duas décadas o fenômeno da quase-morte — e por uma razão profundamente pessoal. Ele disse que, dezoito anos antes da cirurgia que eu lhe fizera, ele havia morrido numa outra mesa de cirurgia. Ele se lembra de ter deslizado euforicamente para um canto brilhantemente iluminado da sala de cirurgia e ficado a observar enquanto o seu cirurgião tentava ressuscitá-lo. Ele sentia-se tão "maravilhoso" que não queria retornar.

Mas então ele começou a ficar apreensivo com o bem-estar de sua família, pois havia deixado muitos problemas pendentes. À medida que o seu desejo de viver foi retornando, ele perdeu temporariamente a visão e, durante muitos anos, sentiu-se desconfortável ao discutir toda essa sua experiência. Conforme se aproximava a data da cirurgia, ele admitiu ter feito planos para morrer. Se aquela mesma situação de luz brilhante voltasse a ocorrer, ele iria optar por sair serenamente deste mundo.

Eu mesmo havia tido uma experiência semelhante, quando era criança. Eu estava no maravilhoso jardim de meu avô, na Turquia, observando o fundo de seu magnífico tanque de peixinhos dourados. Vistos de cima, os peixes gordos e de aspecto preguiçoso pareciam ter o tamanho de melões. A maioria deles tinha manchas cor de laranja, amarelas ou pretas, mas eu vi um peixe vermelho e o queria. Eu queria sentir sua carne rechonchuda em minhas mãos, tocar aquelas barbatanas ondulantes, olhar em seus olhos achatados. Eu queria conhecê-lo, compreender o que era um "peixe".

Assim, estendi o braço cuidadosamente para dentro da água, onde o peixe vermelho flutuava logo abaixo das minhas mãos. Equilibrando o meu peso na borda do tanque, mergulhei o braço todo na água e quase o toquei. De repente, ele fugiu para longe e, ao procurar acompanhá-lo, caí de cabeça na água profunda.

Eu tinha 5 anos de idade e não sabia nadar. Todavia, quando a água se fechou sobre mim, eu não tive medo. Surpreendentemente, não me senti molhado nem tive frio. Foi como se eu tivesse sido tragado por uma nuvem líquida, que era ao mesmo tempo linda, suave e completamente estranha. Olhando para cima, eu podia ver a luz tremeluzente da superfície, e fiquei hipnotizado pelos padrões das ondulações da água. Eu não conseguia respirar e, por um momento, fui tomado pelo pânico, debatendo-me enquanto afundava. Mesmo assim eu estava paralisado pela beleza do meu paraíso subaquático, pelas cores e pelo jogo de luz; assim, entreguei-me a essa experiência, sentindo-a e aceitando-a.

De repente a água pareceu ficar escura. Senti uma poderosa mão agarrar-me pelo pulso e puxar-me para cima, tirando-me do tanque. Era a minha mãe que, sempre vigilante, não havia virado as costas a seu garotinho travesso. Ela salvou-me, mas não antes que eu tivesse um vislumbre do tipo de paz que viria com o fim da vida.

Como cirurgião cardíaco, já conheci diversos pacientes que relataram essas experiências de viagem para fora do corpo. Uma dessas pessoas foi Samye Isenberg, uma enfermeira casada com um médico. Conheci-a um dia antes da cirurgia à qual ela iria submeter-se. Ela estava apoiada em seus travesseiros, com as mãos sobre o estômago. Apresentei-me, expliquei em linhas gerais o procedimento que eu iria fazer na manhã seguinte e passei a tratar dos riscos envolvidos. Tratava-se de um caso mais complexo do que cirurgia usual de revascularização cardíaca e tinha uma elevada chance de fracassar — um eufemismo para morte. Mas Samye não pareceu ficar preocupada. Achei que ela talvez não tivesse compreendido como o seu estado era grave.

"Sim, eu sei que posso morrer", replicou ela, em tom casual e otimista. "Não estou preocupada com isso."

Eu não sabia o que dizer. A maioria dos meus pacientes, quaisquer que sejam suas crenças religiosas, mostra-se pelo menos um pouco ansiosa diante da perspectiva de morrer.

"Sabe", disse Samye, "eu já morri duas vezes."

"O que você quer dizer?", perguntei, sentando-me aos pés de sua cama.

"Quando eu tinha 4 anos de idade", começou ela, "escorreguei e caí na água perto de nossa casa de praia em Connecticut e comecei a me afogar. Lembro-me de ter ouvido vozes ao meu lado e fiquei com raiva da força que estava me levando para longe por eu ainda ser uma garotinha e não ter tido a oportunidade de viver a minha vida. Exigi outra chance. Eu não sei se alguém estava escutando mas minha mãe diz que fui puxada para a superfície e quase morri."

Numa outra ocasião, anos depois, ela quase morreu quando estava recebendo um contraste para fazer um exame que iria avaliar o funcionamento dos seus rins. Ela teve uma reação anafilática, a pior reação alérgica que se pode ter, e sua pressão caiu drasticamente. Dessa vez Samye sentiu que estava perdendo a consciência e viu uma luz ofuscante. A próxima coisa da qual ela se lembra foi estar olhando para o residente que lhe ministrara o contraste e para outros médicos de avental branco que estavam tentando freneticamente trazê-la de volta. Eles acabaram conseguindo fazê-lo e a visão de Samye a partir de uma perspectiva fora do corpo desvaneceu-se e foi perdida.

Fascinado, perguntei a Samye se ela havia tido alguma outra sensação extraordinária.

"Sim", respondeu ela.

Quando tinha 7 anos de idade, ela acordou no meio da noite e disse à mãe que o seu tio Sidney tinha morrido. Ela pôde apenas explicar que "simplesmente sabia". Na manhã seguinte, sua tia telefonou para a família para contar que seu marido, Sidney, tinha morrido vítima de um ataque cardíaco.

Tive outros pacientes com LVADs que também apresentaram algo parecido com telepatia. Uma delas, Betty Diotaiuti, era uma espécie de "líder" não oficial de um dos nossos grupos. Uma mulher dinâmica, corpulenta e muito determinada, no começo da casa dos 50, ela estava esperando por um coração havia muito mais tempo do que os outros — durante quase um ano — mas, mesmo assim, seu ânimo raramente se abatia. Durante vinte anos seu coração dilatado havia sido mantido sob controle por meio de medicamentos; então, na noite de Natal, ela teve dificuldade para respirar e sentiu-se tão cansada que não conseguia andar. Ela havia convidado 26 pessoas para a ceia e lamentou que tivesse de ir para o hospital em vez de assar a lasanha. Uma semana e meia depois, ela sofreu um colapso cardíaco e teve implantada a sua bomba.

Mas Betty não podia continuar ociosa. Tão logo se sentiu capaz, ela começou a confeccionar enfeites de Natal feitos de plástico e espuma expandida e a vendê-los numa pequena mesa dobrável, no saguão do hospital. Então, não muito tempo antes do dia de ano-novo, ela começou a contar aos amigos e às enfermeiras de plantão que o seu transplante do coração seria feito muito em breve. Conforme contou-me Carol Ann, uma extraordinária enfermeira veterana, "Eu estava conversando com Betty e mencionei que poderíamos ter champanhe para fazer um brinde de ano-novo e ela disse: 'Não vou precisar disso.' Perguntei-lhe: 'Por que não? Você não gosta de champanhe?' E ela respondeu: 'Oh, não é isso. É porque vou receber o meu transplante.' Perguntei-lhe como ela sabia disso e ela disse que simplesmente tinha essa sensação".

E naquela noite, com efeito, depois de esperar quase um ano, Betty recebeu o seu novo coração.

Todos ficamos espantados. Considere o que é preciso para um paciente receber um novo coração. Primeiro, alguém num raio de noventa quilômetros do hospital tem de morrer, tornando disponível o novo coração no máximo uma hora após a morte. Então os parentes da pessoa morta têm de estar dispostos a doar o órgão e nós, entre todos os outros hospitais que realizam transplantes, temos de nos qualificar para receber o coração, além de não poder existir outros pacientes na região que tenham uma prioridade maior que a de Betty. Então, temos de fazer uma bateria de exames no doador, o que representava um problema para Betty por ela ter tantos anticorpos em seu sangue. Em seguida, para termos certeza de que o coração será compatível, misturamos um pouco do sangue do doador com o sangue de Betty. Se os anticorpos de Betty não matarem as células do doador, então existe uma chance de que ela não vá rejeitar o novo coração imediatamente após o transplante.

Inúmeras coisas precisam acontecer antes que *qualquer* transplante possa ser feito. Como Betty poderia ter escolhido o dia? Eu não estava pronto para aceitar a sua premonição como uma mera coincidência, mas não podia explicá-la a mim mesmo de uma maneira lógica e científica. Eu tinha Betty na conta de uma pessoa pragmática e realista, que antes nunca havia feito essas previsões "psíquicas". Por que escolher um dia específico — e não um outro dia qualquer — para bancar a clarividente conosco?

Vários meses depois de Betty ter a sua premonição, Maggie Palminteri teve uma experiência semelhante. Ela apontou um pequeno artigo no *USA Today* que dizia que, se os leitores fizessem uma novena para São Judas, patrono do impossível, suas orações seriam atendidas. "É preciso orar nove vezes por dia durante uma semana", disse Maggie, uma católica não-praticante. "Assim, eu rezei para receber um novo coração. Eu simplesmente *acreditei*. Eu acreditei que isso iria ocorrer."

Após uma semana de fervorosas preces, Maggie recebeu o seu novo coração. Teria sido isso apenas mais uma coincidência? Ou será que Betty e Maggie tiveram acesso a algum estado superior de consciência que lhes permitiu prever ou influenciar grandes acontecimentos da vida?

Geralmente eu não penso nesses termos. Sou um cientista e baseio-me em fatos e estatísticas. Mas uma das primeiras lições que a cirurgia me ensinou foi que a ciência médica pode ser falha.

O sr. Aja era um caso complicado: ele havia sido submetido a quatro cirurgias de coração aberto, tinha dois corações mecânicos e havia pairado durante meses à beira da morte, enquanto esperava por um transplante. Por fim, conseguimos um coração para ele. A cirurgia começou com grandes dificuldades e foi piorando. Flora, a enfermeira-chefe da sala de cirurgia, deveria ter me passado um cinzel em vez de um bisturi. Senti-me como um escultor tentando escavar um coração a partir de um bloco de granito. Quando conseguimos, o sangramento era torrencial. Operamos durante vinte horas e apenas conseguimos mantê-lo vivo bombeando artificialmente muitos litros de sangue que estávamos introduzindo nos grandes cateteres de plástico que estavam inseridos em seu pescoço e braços.

A cirurgia havia começado algumas horas antes da aurora e finalmente, às onze da noite, eu disse à equipe, exausta e frustrada, que não havia mais nada a ser feito. O sr. Aja iria morrer. Eu o fechei, providenciei para que fosse transferido para fora da sala de cirurgia e fui conversar com sua esposa. Expliquei-lhe que, embora tivéssemos conseguido tirá-lo da circulação extracorpórea, não havia nada que pudéssemos fazer para estancar o sangramento. Eu estimava que ele iria morrer dentro de algumas horas e que, pela manhã, certamente estaria morto. Deixei a equipe cuidando para que as suas últimas horas fossem mais confortáveis e fui para casa esperar o fim, aconselhando a família a fazer o mesmo depois de se despedir dele na UTI.

Nessas noites em que perco um paciente e saio do hospital, passando pelas grandes portas de vidro da entrada principal, o vento nunca me parece tão amigável como quando surjo triunfante ao término da batalha. Naquela noite uma mistura de vento e chuva quente e úmida molhou-me o rosto, e eu comecei a suar enquanto, no calor de agosto, caminhava em direção ao estacionamento. Não dormi bem naquela noite, imaginando-me a mergulhar nas ondas de sangue que eu não havia conseguido controlar no peito do sr. Aja.

Na manhã seguinte, fui acordado por um telefonema; do outro lado da linha, muito agitada, estava a sra. Aja. Aparentemente ela havia providenciado para que um agente funerário viesse pegar o marido, mas o hospital se recusava a liberar o corpo. Ela pediu que eu cuidasse do assunto. Telefonei imediatamente para a enfermeira encarregada para saber qual era o problema.

"Bonnie", disse eu, "aqui é o dr. Oz. Estou ligando para saber do sr. Aja."

"Espere um momento", disse Bonnie. "Preciso puxar o seu prontuário."

"Não", interrompi eu, "não precisa se incomodar. Quero apenas saber por que ele não foi liberado."

"Como assim?", perguntou ela, parecendo-me genuinamente perplexa.

"Por que ele não foi transferido para o necrotério?", perguntei eu. "A mulher dele está muito aborrecida com tudo isso."

"Você está falando do seu paciente da noite passada?"

Eu não conseguia entender por que estava sendo tão difícil obter uma resposta para a minha pergunta. "Sim", disse eu. "O sr. Aja. A mulher dele quer levá-lo para a sala de velório nesta manhã."

Bonnie ficou em silêncio durante algum tempo e depois deu uma risadinha. Não vi nenhuma graça nessa situação. "Mas dr. Oz", disse ela, "o sr. Aja não está morto. Na verdade, ele me parece estar muito bem."

Fiquei aturdido com a notícia. Feliz, mas absolutamente pasmo. Todos os indicadores científicos previam uma morte certa para o sr. Aja, mas ele tinha parado de sangrar depois que saí da UTI e havia melhorado ao longo da noite. Para mim, foi como revisitar o caso da minha paciente Testemunha de Jeová, que sobreviveu contra todas as probabilidades. Chame a isso destino, sorte, karma ou providência —

alguma coisa que está além da ciência havia permitido que esses pacientes sobrevivessem.

Comecei a estudar outros sistemas de cura. O que descobri de notável em cada um deles, da acupuntura chinesa à homeopatia, do xamanismo ao toque terapêutico, foi o conceito de que de fato existe uma realidade fora do domínio físico — que a vida depende de alguma força que não pode ser detectada por quaisquer dos métodos sensoriais que conhecemos. Isso era o que a religião — à qual, em quaisquer de suas formas organizadas, via de regra eu havia resistido — estivera dizendo o tempo todo.

Lembro-me de um de meus mentores cirúrgicos e espirituais, o dr. Bashir Zikria, falando sobre a familiaridade do cirurgião com a morte. Muçulmano profundamente religioso, o dr. Zikria afirmava que os cirurgiões cardíacos, por tomar literalmente o coração dos pacientes nas mãos, enfrentam a morte em termos muito íntimos e, assim, têm um verdadeiro senso táctil da linha divisória entre a matéria e o espírito. O coração é, afinal de contas, o ponto central do corpo humano, aquele que controla seu ritmo e pulsação. Nas palmas enluvadas das mãos do cirurgião está a matéria física mais próxima da alma etérea.

A maioria dos médicos alopatas não adota essa visão mística. Ironicamente, são os físicos, entre todos os cientistas, que se sentem mais à vontade para falar sobre os aspectos do mundo que não podemos ver, tocar ou medir. Conforme Fritjof Capra deixa claro em seu livro pioneiro intitulado *O Tao da Física*, nossa percepção dessa outra realidade pode ser prejudicada pelas nossas limitações pessoais. Se, por exemplo, eu lhe mostrasse um desenho formado por dois círculos idênticos, um ao lado do outro, e lhe perguntasse o que ele representava, a sua primeira resposta provavelmente não seria "uma rosquinha". Todavia, se eu explicasse que se tratava de uma rosquinha cortada ao longo de seu diâmetro e não de sua circunferência, e que as duas extremidades da metade da rosquinha, em forma de ímã, tinham sido encostadas num papel e tiveram o seu contorno traçado, então você poderia imaginar uma terceira dimensão na rosquinha, a profundidade. Mas se eu lhe pedisse para imaginar a rosquinha em *quatro* dimensões — sendo esta quarta dimensão o tempo? Você provavelmente ficaria aturdido. Todavia, esse modo de encarar um objeto como algo que existe no espaço *e* no tempo é comum na física moderna.

Os místicos do Oriente, conforme observa Capra, parecem ter a capacidade de atingir estados extraordinários de consciência em que transcendem o mundo tridimensional da vida cotidiana para vivenciar uma realidade multidimensional mais elevada. Larry Dossey e outros descrevem a mente "não-local" — ou seja, a mente que transcende o indivíduo — como sendo uma unicidade espiritual que nos une a todos. Se cada um de nós fosse uma gota de chuva, teríamos uma identidade que seria única mas também transitória, pois acabaríamos caindo e nos fundindo com o mar, que representa a consciência comunal. Talvez seja nesse outro domínio que a "unicidade" de muitas mentes, descrita por Larry Dossey, atue para fazer a conexão entre todos nós.

A necessidade de transcender o ego, de subjugar a vontade individual, é um dos princípios fundamentais das grandes religiões. Conforme disse Buda, "Quem conquista a si mesmo tem uma vitória mais nobre do que aquele que consegue vencer mil homens em batalhas mil vezes seguidas".

No Islã, assim como no judaísmo ortodoxo, isso é alcançado por meio de uma rígida disciplina. A vontade humana é subordinada à vontade divina por meio de um código específico de comportamento. Na Índia, a ioga é usada para "subjugar" a mente, controlando-a ao fazer com que ela se concentre em alguma coisa externa. Os budistas que buscam o Nirvana seguem o "nobre caminho óctuplo", uma combinação de pensamento correto e ação correta, para vencer o desejo. Qualquer que seja o método preconizado pela religião, a meta espiritual é a mesma: a verdadeira liberdade e a felicidade suprema — ou, como acontece em muitas religiões, a regeneração e o renascimento num plano superior.

Estudando muitas doutrinas aparentemente conflitantes, tenho descoberto que os grandes mestres recomendam insistentemente que nos livremos de nossos vínculos, principalmente em dois domínios da vida — as mesmas áreas que vejo causarem devastação em meus pacientes. A primeira é a nossa paixão pelas coisas físicas, nossos desejos insatisfeitos que freqüentemente nos fazem sofrer. A segunda é o egoísmo que justifica os nossos pensamentos e emoções negativas em relação às outras pessoas. A raiva, o desprezo e o ódio nos mantêm presos ao nosso *self* inferior. A verdadeira liberdade está em superar estes amores inferiores e optar por seguir um caminho superior.

Para os meus pacientes, a verdadeira cura muitas vezes surge a partir de mudanças de vida que implicam renunciar a emoções mesquinhas e destrutivas e às preocupações mundanas do nosso mundo físico com o propósito de podermos nos entregar a um bem superior. Observando a transformação dessas pessoas, muitas vezes penso na observação de Colin Wilson em *The Reality of the Visionary World:*

Se acreditarmos apenas no mundo físico, nos transformamos em vítimas da estreiteza da nossa consciência. Somos vítimas presas à trivialidade. A religião nos proporciona uma razão para tentarmos alcançar as estrelas – para criar as magníficas torres e abóbadas das catedrais góticas, as grandes missas dos compositores renascentistas, os vitrais de Chartres, as obras-primas de Michelangelo. Onde existe uma distância entre o céu e a terra, há também uma grande abóbada onde o espírito humano pode elevar-se. Quando o céu desce à terra, a poesia tem de rastejar.

9

Escolhas

Para evitar a doença, coma menos.
Para ter vida longa, preocupe-se menos.

— Provérbio chinês

Certa vez, compareci a um encontro da Sociedade Americana de Cardiologia no qual, entre as dezenas de palestras que estavam sendo proferidas, havia a do dr. Dean Ornish, o conhecido apóstolo de mudanças no estilo de vida como forma de retardar o progresso e, até mesmo, reverter as doenças cardíacas. A multidão formada por cardiologistas, cirurgiões e outros espectadores estava ocupando até o corredor, embora o local destinado à palestra fosse tão grande quanto um salão de conferências de tamanho razoável, como aqueles das universidades. Lutei para abrir caminho e chegar até a frente, mas consegui somente vislumbrar a figura magra e de bigode que apresentava seus pontos de vista e informações.

Desde então Ornish tornou-se uma celebridade médica entre o público geral. O seu "Programa para Abrir o Seu Coração" tem sido seguido por muitos doentes cardíacos que procuram "resolver" seus problemas coronarianos. O remédio, diz Ornish, é um processo destinado a durar toda uma existência. Ele recomenda uma rigorosa dieta constituída por apenas dez por cento de gordura mais um mínimo de meia hora por dia de exercícios aeróbicos, uma hora por dia de exercícios de combate ao *stress*, como os alongamentos da ioga, respiração profunda, meditação, relaxamento e visualização, além de reuniões regulares com grupos de apoio. Não se trata de uma prescrição fácil de cumprir e não serve para todas as pessoas. Todavia, ela tem obtido impressionantes resultados no sentido de realmente *reverter* os bloqueios das artérias coronárias sem cirurgia ou medicamentos.

Naquela época, no entanto, muitos médicos menosprezaram a importância dos resultados apresentados pelo dr. Ornish, dizendo que o nível de redução de placas nos pacientes estudados por ele era minúsculo. A maioria de nós conhecia as teorias dele. Tínhamos visto seus diagramas, gráficos, números e depoimentos de pacientes. Um estudo publicado por ele mostrava que, entre 28 pessoas que aderiram a um programa de um ano que envolvia as mudanças de estilo de vida que ele prescreveu, a média de reversão ao final do ano era menor que seis por cento. Depois de quatro a cinco anos de adesão, ocorria uma reversão adicional — embora o total, em média, estivesse por volta de oito por cento.

Todavia, esses pacientes relataram uma redução de *91 por cento* na angina (dores no peito), uma melhora de 55 por cento em sua capacidade de exercitar-se, uma queda de 21 por cento nos níveis de colesterol e um acentuado decréscimo na pressão arterial — mesmo durante fases de *stress* emocional. Eles sentiam-se melhor e mais saudáveis, e as tomografias por emissão de pósitrons, que mostram o suprimento sangüíneo dos músculos cardíacos, apresentavam evidências de melhora. Contudo, igualmente interessante para mim era que, embora o dr. Ornish pregasse métodos antigos, como dieta e ioga, ele ao mesmo tempo parecia representar uma forma de encarar as doenças do coração que não apenas era nova mas também ainda estava se desenvolvendo — uma maneira de colocar o paciente, e não a tecnologia, no controle do processo. Os próprios pacientes tinham de optar pela mudança — em sua alimentação, por exemplo — para poderem reduzir o risco de sofrer ataques cardíacos. Para Dean Ornish, a influência de determinadas mudanças no estilo de vida sobre o funcionamento do coração era tão importante quanto as mudanças na própria estrutura física do órgão. Ele via a cirurgia cardíaca principalmente como uma medida provisória, enquanto as mudanças no estilo de vida constituíam o verdadeiro caminho para uma cura a longo prazo.

O fato de Ornish promover a ioga também atraiu a minha atenção. Tomei conhecimento disso pela primeira vez numa quente tarde de verão, quando os Lemoles estavam recebendo a visita de uma velha amiga, a dra. Sandra McLanahan, que tinha trabalhado com o dr. Dean

Ornish no desenvolvimento de seu programa pioneiro para a reversão das doenças coronarianas. Sandy deu-me um minisseminário sobre como treinar a mente a focar-se enquanto o corpo é mantido nas posições e estiramentos tradicionais. Enquanto eu estava deitado de bruços no chão, arqueando as minhas costas para levantar o rosto para o céu, eu conseguia me concentrar em uma respiração contínua, lenta e repetitiva. Por mais desconfortável que fosse a posição, eu conseguia permanecer calmo concentrando-me na minha respiração rítmica e constante. Naquela tarde, deitado sobre a grama, com o sol batendo em meu rosto, fiz quase toda a rotina de posições e, para mim, a ioga funcionou. Ela foi relaxante e, ao mesmo tempo, deixou-me revigorado.

A ioga, que literalmente significa *ligação* ou *união*, está entre os mais antigos sistemas de saúde praticados na atualidade, tendo se originado na Índia provavelmente há cerca de cinco mil anos. Quando eu estava em Bangcoc, no templo de cura de Wat Po, vi figuras de animais que representavam diferentes posturas da ioga. Cada postura representava uma posição que tem efeitos terapêuticos para órgãos ou enfermidades. Houston Smith, um estudioso da história das religiões, tem defendido a opinião de que esses exercícios representados em pedra, muito semelhantes aos movimentos da arte marcial chinesa *tai chi*, são extensões físicas das metas espirituais do Zen-budismo.

Dentre as muitas formas de ioga que se desenvolveram, duas das mais populares no ocidente são a hata, que enfatiza as posturas físicas (*asanas*) e as técnicas de controle da respiração (*pranayama*), e a raja, que envolve fundamentalmente a meditação. Uma postura física — como, por exemplo, a clássica postura do "lótus", na qual a pessoa fica com as pernas cruzadas e a palma das mãos abertas — é a corporificação de um estado mental. Neste caso, trata-se de uma posição própria para a meditação, permitindo que você estique a coluna e controle a respiração profunda — ou seja, que você controle o enchimento dos pulmões de modo que eles possam pressionar fortemente o diafragma para baixo. Existem muitas posições, com nomes como gato, cobra e árvore, e todas enfatizam a respiração correta. Ao controlar a respiração, você regula o *prana*, o equivalente indiano do conceito chinês de *chi*, a energia vital do corpo. Tal como na medicina tradicional chinesa, para você ser saudável é preciso que o seu fluxo de *prana* esteja equilibrado.

Certa vez fui chamado até a UTI para acompanhar o caso de um homem de 50 anos, de aspecto jovem, que sofria de doença coronariana avançada e que estava tendo uma severa angina. Ele estava muito aborrecido e disse-me que tinha sido vegetariano durante muitos anos e que era um dedicado praticante de ioga que chegara até mesmo a ministrar cursos regularmente. E, no entanto, ele estava ali.

Investiguei um pouco mais a fundo e descobri que todos os homens de sua família haviam tido graves problemas coronarianos, sendo que muitos deles morreram por volta dos 40 anos. A doença cardíaca era simplesmente uma condição genética na sua vida. Entretanto, em decorrência de seu modo de vida e da prática da ioga, ele poderia ser considerado um candidato apenas a uma cirurgia reparadora, e não a um transplante do coração. E, de fato, o meu iogue saiu-se muito bem na cirurgia e voltou para casa, com o seu próprio coração, em cinco dias. É provável que, no momento em que você estiver lendo estas linhas, ele esteja em uma posição da ioga.

No nosso Centro de Cuidados Complementares usamos uma rotina modificada da ioga idealizada para prevenir lesões na região do esterno. Os nossos terapeutas ensinam aos meus pacientes de cirurgia a coração aberto algumas posições e técnicas especiais para pessoas com ferimentos sensíveis e limitada mobilidade torácica. Assim como fazemos com todos os nossos tratamentos de medicina complementar, temos conduzido estudos de longo prazo, ainda em curso, sobre os efeitos da ioga nesses pacientes. Até o momento, os questionários distribuídos entre esse grupo mostram resultados positivos, embora os efeitos da ioga sobre os parâmetros observados — incluindo infecção, depressão e taxas de recuperação a longo prazo — sejam muito mais difíceis de avaliar. Uma de minhas principais metas, porém, é semear esperança suficiente para que os pacientes se sintam encorajados a continuar com terapias como a ioga depois de voltarem para casa.

Também tenho usado a terapia alimentar em meus pacientes. Conquanto os pacientes difiram quanto aos alimentos e suplementos dietéticos de que possam necessitar, eu normalmente sou favorável a uma agressiva abordagem de redução da ingestão de gordura. Para aquelas pessoas com doenças coronarianas, por exemplo, costumo recomendar uma dieta em sua maior parte vegetariana, sugerindo como fonte de proteína o consumo de peixe, queijos com baixo teor de gordura, iogurte e tofu, à base de soja. Os únicos óleos permitidos, recomendo eu, são o azeite de oliva extravirgem e uma colher de sopa de óleo de linhaça por dia. Se houver necessidade de usar óleo para assar, recomendo o de canola prensado a frio. Eu também estimulo a adoção de uma dieta rica em fibras e carboidratos complexos, incluindo a farta utilização de vegetais, grãos, frutas, feijões e outros legumes.

Outra dieta para reversão de doenças cardíacas que tem apresentado resultados positivos é aquela recomendada pelo dr. Lance Gould, um respeitado cardiologista e pesquisador no Herman Hospital do Houston Center for Cardiovascular Medicine. Entre as principais recomendações do dr. Gould estão as seguintes:

- Reduza a ingestão de gordura a menos de 10 por cento das suas necessidades calóricas, o que significa eliminar virtualmente todas as fontes identificáveis de gordura de sua dieta. Existe uma ampla disponibilidade de alimentos isentos de gordura e de colesterol, tais como molhos para saladas, substitutos para a manteiga (não margarina), maioneses, queijos, bem como outras fontes de proteína, de modo que você não terá dificuldade em obtê-los.
- Faça com que saladas e vegetais — cozidos ou preparados no vapor, mas nunca fritos — tornem-se a base de sua alimentação. Feijões e outras leguminosas são uma boa fonte de proteínas vegetais mas têm uma quantidade de calorias relativamente alta e, portanto, devem ser consumidos com moderação.
- Mantenha a ingestão de pelo menos 50 a 70 gramas de proteínas por dia. O dr. Gould sugere lacticínios pobres em gordura, peito de frango e de peru, hambúrguer de soja, suplementos protéicos, peixes, feijões e, ocasionalmente, carnes vermelhas magras. Os peixes mais recomendáveis são o salmão e espécies de águas fundas, tais como o peixe-espada e o atum, mas estes devem sempre ser grelhados, assados ou cozidos com vinho ou outros líquidos, sem óleo ou manteiga.
- Reduza ao máximo a ingestão de açúcar e amido. Isso inclui frutas e sucos, pão, batatas, arroz, massas e cereais. A meta é manter-se magro.

- Tome doses diárias de niacina, que é a vitamina B_3 e uma das formas mais antigas e baratas de reduzir os níveis de gordura no sangue. O uso da niacina deve começar por doses baixas — 250 mg — e aumentar gradualmente até chegar a um grama, três vezes por dia, após as refeições. Os possíveis efeitos colaterais incluem coceira, rubor e uma elevação no nível de enzimas hepáticas potencialmente prejudiciais. A niacina de liberação imediata — e não a de liberação gradual — implica um risco mais baixo de efeitos sobre o fígado.

Junto com este regime, o dr. Gould insiste para que seus pacientes não fumem, exercitem-se regularmente e tomem multivitaminas todos os dias, junto com quaisquer medicamentos prescritos pelos médicos para a redução dos níveis de colesterol.

Mudanças radicais na alimentação, tais como aquelas defendidas pelos drs. Ornish e Gould, podem ser tão difíceis para os pacientes como passar por uma grande cirurgia. Descobri que, em termos psicológicos, a melhor ocasião para se iniciar uma grande mudança no estilo de vida é logo após a cirurgia. Além da mudança na alimentação, recomendo que os pacientes tomem suplementos de vitaminas. Dependendo de suas necessidades, eu normalmente recomendo suplementos multivitamínicos e minerais contendo selênio, ácido fólico, complexo B, zinco e cobre. Também sugiro doses extras de vitaminas C e E para a maioria dos pacientes e estimulo o uso de magnésio, cálcio e de um antioxidante chamado coenzima Q10.

Muitos livros e artigos de Ornish, John McDougall, Bernard Siegel, Andrew Weil e de outros autores médicos relatam abundantes fatos sobre as dietas saudáveis para o coração. Eu divido as pílulas em categorias de alta e baixa prioridade, e os pacientes podem acrescentar as pílulas de segunda linha caso estejam contentes com as pílulas da primeira.

Alguns pacientes têm uma necessidade especial de determinadas vitaminas. Por exemplo: quando fiz um transplante de coração no dr. Herbert Hoffner, um oftalmologista de 62 anos, nunca esperei que o caminho para o bem-estar dele passasse pelo ácido fólico e pela vitamina B_6.

Herbert teve o seu primeiro infarto do miocárdio quando estava com 43 anos de idade. Onze anos depois, teve um segundo ataque, seguindo de um terceiro dois anos depois. Os seus médicos tentaram fazer uma angioplastia mas o seu coração parou diversas vezes durante o procedimento e ele teve de ser reanimado com choques elétricos aplicados por meio de um cardioversor. Quando eu o vi pela primeira vez, ele se encontrava em estado de coma havia duas semanas e estava precisando receber uma bomba do tipo LVAD para conseguir sobreviver até o transplante. Durante sua recuperação e enquanto esperava pelo seu novo coração, na maior parte do tempo Herbert estava demasiado fraco para andar. Assim, ele não podia socializar-se tanto quanto os demais pacientes.

No início de sua estada no hospital sugeri que ele tentasse várias terapias complementares, e ele o fez. Herbert gostou dos tratamentos à base de massagens mas empenhou-se mais nos cuidados com a alimentação. Durante vinte anos, desde seu primeiro ataque cardíaco, ele tinha seguido uma dieta com baixo teor de sódio e de gordura. Obviamente, esse regime, por si só, não preveniu a ocorrência de novos coágulos, embora os seus ataques talvez tivessem sido fatais caso ele não fosse cuidadoso com a sua alimentação.

"Isto é uma loucura", disse-me ele. "Tenho vigiado minha dieta como um falcão e eis-me aqui, no meu terceiro ataque cardíaco e esperando por um transplante. Mas eu tenho um irmão que teve um ataque cardíaco há alguns anos e que nunca parou de comer carne vermelha ou mesmo de fumar — e ele está bastante bem. Tudo o que ele faz para cuidar de si mesmo é tomar vitaminas..."

"Por que", perguntei, "alguém que abusa de seu corpo de todas as maneiras possíveis iria tomar vitaminas?"

"Quase todos os meus parentes do lado de minha mãe haviam tido uma doença coronariana por volta dos 40 anos, de modo que sabíamos que tínhamos genes ruins. Quando meu irmão teve um ataque cardíaco aos 29 anos, o malandro sabia que não tinha força de vontade para entrar em forma e, por isso, argumentou que uma terapia à base de megadoses de vitaminas talvez pudesse ser a sua salvação. E apostou certo."

Essa foi uma indicação importante. Numa família com uma clara história de doença coronariana prematura, somos forçados a buscar defeitos genéticos, mas agora sabemos que uma ou mais dessas vitaminas parecem reverter ou interromper o processo. Dieta alimentar, exercícios físicos e abstenção do cigarro — coisas que o dr. Hoffner havia feito — não produziam o mesmo resultado.

Logo depois do transplante eu o enviei a um especialista em colesterol, o qual fez exames de sangue e descobriu que o nível de homocisteína em seu sangue, um produto do metabolismo de proteínas, era extremamente elevado. Essa era uma má notícia porque os níveis elevados de homocisteína danificam os vasos sangüíneos, coisa que o corpo tenta reparar com o colesterol. Níveis elevados de homocisteína são encontrados em cerca de um quinto de pacientes com doenças nas artérias coronarianas; e pacientes transplantados com níveis elevados dessa substância, conforme mostra um estudo da Cleveland Clinic Foundation, correm um risco particularmente alto de doenças cardíacas persistentes e coágulos nos vasos sangüíneos.

O antídoto para níveis elevados de homocisteína, conforme se verificou, são as vitaminas do complexo B e o ácido fólico, os quais permitem a normalização do metabolismo das proteínas e previnem o acúmulo anormal desta substância tóxica. Em decorrência desse programa de megavitaminas, o negligente irmão de Hoffner apresentou alguns dos níveis mais elevados de ácido fólico que já vi medidos, e sua homocisteína estava apenas moderadamente elevada. O irmão de Hoffner havia tropeçado num tratamento perfeito para a sua condição e, assim, apesar de seus hábitos alimentares menos cuidadosos, havia conseguido preservar a saúde de seu coração. Depois que colocamos o dr. Hoffner em um programa de megadoses de vitaminas, enfatizando o uso de ácido fólico e vitaminas do complexo B, particularmente a vitamina B_6, seus níveis de homocisteína caíram dramaticamente para valores normais, e sua saúde teve uma grande melhora.

Quando os pacientes assumem o controle, a cirurgia às vezes pode se tornar desnecessária. Quando conheci o dr. Lou Angioletti, um cirurgião oftálmico mundialmente conhecido, e sua filha Lacey, de 22 anos, esta última já havia recebido o diagnóstico de cardiomiopatia idiopática, o que significa um coração fraco e de tamanho aumentado, sem causa identificável. Eles vieram procurar-me para uma consulta formal e para obter orientação a respeito de terapias complementares que pudessem ser úteis. A família queria saber que papel poderia desempenhar em favor da recuperação da garota.

"Fale-me sobre você", disse eu.

Filha de cirurgião e familiarizada com o nosso linguajar, Lacey já havia passado por uma série de médicos, desde cardiologistas até hematologistas. Ela conhecia o roteiro. "Por onde devo começar?", perguntou ela. "A história médica ou a parte pessoal?"

"Tente a pessoal. Eu li as perguntas de praxe para Lou", disse eu, olhando rapidamente para o pai dela, "e ele me deu as respostas. Ele diz que você é uma atleta."

"Era", respondeu Lacey, levantando os ombros.

"Ei", disse eu, procurando ser simpático, "considere isso como uma pausa produzida por um ferimento. Você voltará a praticar esportes."

Lou interveio: "É isso o que eu vivo dizendo a ela."

Lacey então descreveu seus três primeiros anos na Universidade de Syracusa, onde ela fazia parte da principal equipe feminina de remo, praticava corrida em trilhas e jogava hóquei de campo e voleibol. Então, quando estava iniciando o semestre de outono, ela se separou do namorado. Seus problemas físicos começaram primeiro com febre, depois com vômito e retenção de fluidos. Ela foi ficando fraca e passou a sentir cansaço. "Eu mal conseguia sair da cama", disse ela, acrescentando que teve de largar a faculdade e voltar para casa. Por fim, Lacey passou a ter dificuldade para respirar e, então, o pai a levou para a sala de emergência de um hospital.

Os exames mostraram que o coração dela estava muito aumentado, bastante enfraquecido e funcionando com uma eficiência muito menor que a de um ano antes, quando ela praticava remo e corria sem dificuldade. Vários atletas conhecidos haviam desenvolvido um problema semelhante, o qual atualmente mata um por cento dos americanos, especialmente homens. Lacey passou quatro dias no hospital, durante os quais dois coágulos existentes em seu coração foram dissolvidos. Depois disso ela passou meses descansando e recuperando-se em casa, mas não estava apresentando muita melhora. Foi nessa época que conheci ela e seu pai — que estava divorciado da mãe de Lacey havia muito tempo — e sugeri que a medicina complementar talvez pudesse ser útil.

"Existe hipnose, ioga, meditação", comecei eu, "determinadas vitaminas."

"Dr. Oz", disse Lacey, "já estou fazendo tudo isso, incluindo vitaminas e comer apenas as coisas certas."

Percebi que, como a maioria dos atletas, ela era altamente decidida e voltada para a consecução de seus objetivos. "Tudo bem", disse eu, "mas lembre-se de uma coisa. Não é apenas o que você põe na boca que pode curá-la, mas também o que você coloca na sua cabeça."

Meses depois, já trilhando o caminho de uma vigorosa recuperação, Lacey disse-me que essas palavras lhe causaram tanta impressão como se fossem um tipo de mantra. Melhorar de saúde tornou-se para ela um desafio mais mental do que físico. Além de adotar técnicas de redução de *stress*, como auto-hipnose e ioga, Lacey — por recomendação do pai e de um outro médico — começou a tomar doses baixas de hormônio de crescimento mais uma megadose diária de um antioxidante chamado coenzima Q10. Esse foi o momento da virada. Seu coração aparentemente começou a se regenerar: o músculo ficou mais forte, passou a ter um tamanho mais próximo do normal e a funcionar com maior eficiência. Quando soube dela pela última vez, ela havia terminado a universidade, tinha voltado a correr e estava seguindo a carreira de modelo. A lição, nesse caso, era óbvia. Para Lacey Angioletti, aquilo que funcionou melhor veio dos dois mundos da medicina — um medicamento alopático, de um lado, e um conjunto de exercícios calmantes e de focalização da mente, do outro.

Nunca é demais enfatizar a importância da atitude do paciente em relação à doença e ao longo caminho que leva à recuperação. Em alguma parte do processo, o paciente tem de tomar a decisão de agir e optar por contribuir para a própria cura. A mente tem de ajudar o corpo.

A homeopatia, outra abordagem de cura complementar, na verdade faz com que o corpo se encarregue de curar a si mesmo. Seus adeptos explicam que, pela administração de pequenas quantidades de substâncias ou remédios — como quinino, para a malária, ou fosfato, para sangramentos nasais — que causam sintomas semelhantes àqueles que o paciente está apresentando, os próprios mecanismos de autocura do corpo podem superar os problemas originais. Ao passo que na medicina alopática tradicional os médicos e enfermeiras são treinados para *combater* os sintomas da doença, os homeopatas trabalham *juntamente com* os sintomas no pressuposto de que eles são a maneira pela qual o corpo combate a doença.

A homeopatia originou-se na Alemanha no final do século XVIII, quando Samuel Hahnemann, médico e químico, começou a fazer alguns experimentos e tentativas de tratamento com base no princípio de que "semelhante cura semelhante". Ele ficou convencido de que, usando pequenas doses de preparados medicinais que imitam os sintomas de determinadas doenças, ele poderia produzir no paciente uma reação natural de cura. Ele também acreditava que quanto mais sutil fosse o remédio ministrado, maior seria o seu poder de cura, o qual ele achava estar relacionado a uma força vital ou espiritual. Baseada numa confiança mútua entre médico e paciente, essa abordagem de cura talvez ajude os pacientes a mobilizar os seus próprios recursos para esse propósito. Hahnemann, que no início de sua carreira dirigiu um asilo para doentes mentais, provavelmente compreendia muito bem a importância dos fatores psicológicos para a cura.

Os pacientes muitas vezes se surpreendem quando lhes digo que, nos Estados Unidos, durante a primeira metade do século XIX, a homeopatia era considerada um tratamento altamente eficaz para muitos males. Utilizando com sucesso algoritmos para avaliar o resultado dos tratamentos, os homeopatas na verdade ganharam mais adeptos do que os médicos convencionais, a maioria dos quais ainda recorria a medicamentos, lavagens intestinais, purgantes e sangrias para combater as doenças.

Atualmente, o médico homeopata é treinado para selecionar o remédio ou conjunto de remédios complementares — dentre um total de aproximadamente duas mil substâncias de sua bem estudada farmacopéia — de que necessita o doente que está diante dele. Todavia, existem dois pontos fundamentais na abordagem terapêutica da homeopatia: o reconhecimento da existência de pequenas diferenças entre um paciente e outro e a crença de que o corpo humano pode ser visto como um todo integrado. Assim, a homeopatia é "holística", contrastando com a abordagem analítica da medicina ortodoxa, que consiste em examinar e tratar *partes* do corpo e não o organismo como um todo. A meta da homeopatia é produzir um equilíbrio nas funções bioquímicas de todo o corpo ou, como diriam os praticantes da medicina tradicional do Oriente, fazer com que as forças vitais do corpo estejam em harmonia.

Todas as terapias descritas neste livro, usadas como auxiliares da medicina convencional, podem ampliar nosso poder de curar e de sermos curados. Muitos médicos estão começando a perceber que o melhor é prestar atenção no paciente como um todo — algo que a medicina complementar pode fazer, em conjunto com a medicina convencional do Ocidente — em vez de nos concentrarmos nos sintomas isolados ou de considerarmos o corpo como algo separado da alma. Testando adequadamente essas terapias e usando um processo rigoroso de credenciamento de seus praticantes, os hospitais americanos poderiam algum dia passar a oferecer a seus pacientes as duas abordagens de cura.

10

Cura Universal

"Se a pessoa aprende com os outros mas não pensa,
ficará desorientada.
Se, por outro lado, ela pensa mas nada aprende com os outros,
estará em perigo."

— Confúcio, *Analectos*, Livro II

Recentemente, visitei a China a convite de meu sogro, dr. Gerald Lemole, para ajudá-lo a fazer algumas demonstrações de cirurgia de coração aberto. Além do que eu havia lido e visto em livros, jornais, filmes e documentários, eu tinha algumas poucas idéias preconcebidas a respeito do país e de sua cultura. Nada concreto e palpável, nada que eu tivesse visto em primeira mão — e, certamente, nada a respeito dos tratamentos que eles praticavam em suas clínicas de medicina tradicional.

As cirurgias foram realizadas sem problemas. Operamos em instalações cuja estrutura física seguia o estilo ocidental, e os médicos chineses — todos com um sólido treinamento alopático — pareciam estar copiando bastante bem os nossos métodos e procedimentos. Seus instrumentos, porém, embora úteis, eram mais rudimentares do que os nossos. Depois das cirurgias, perguntei aos nossos anfitriões se eu poderia conhecer algum de seus centros de medicina tradicional. No início eles se mostraram relutantes, talvez por se sentirem pouco à vontade ou por assumirem uma atitude defensiva em relação à idéia de mostrar a um estrangeiro suas mais antigas abordagens de cura, mas acabei conseguindo convencê-los.

Fui levado a um grande centro médico — um edifício de vários andares — e conduzido a uma área central de triagem logo depois da entrada, que fica no meio das instalações. Fui informado de que numa metade do edifício eram tratados os problemas mais agudos, como ataques cardíacos e apendicites, com o uso da medicina e da tecnologia ocidentais, enquanto na outra metade eram tratados os problemas mais crônicos, como dores articulares, gripes e dores de cabeça, com as abordagens da medicina chinesa tradicional. No centro do edifício, perto da entrada, havia pessoas que faziam a triagem e que ouviam os pacientes; com base em suas queixas, os encaminhavam para a direita ou para a esquerda. Para mim, essa era uma divisão muito drástica entre as principais maneiras pelas quais os seres humanos tratam as doenças. Uma tinha por base os órgãos e estava voltada para a patologia, procurando eliminar ou contrapor-se às doenças em determinados órgãos e partes do corpo, ao passo que a outra combatia a dor e o mal-estar tentando fazer com que todo o corpo voltasse a ter um fluxo de energia saudável e equilibrado.

Fui informado de que todos os terapeutas chineses, independentemente do paradigma de medicina que pretendessem seguir, recebiam o mesmo treinamento básico nos dois primeiros anos. Todos estudavam fisiologia, anatomia e todos os outros cursos básicos de qualquer faculdade de medicina convencional. No final desse período de estudo, todos eram capazes de falar a mesma linguagem técnica — tanto os neurocirurgiões quanto os acupunturistas iriam compreender conceitos básicos como a localização e a função de órgãos ou que carboidratos produzem energia rapidamente.

Depois disso, as abordagens de cada um dos grupos iriam divergir e ofereceriam interpretações radicalmente diferentes para a mesma queixa. Alguém poderia procurar atendimento queixando-se de dor no peito. A medicina ocidental poderia diagnosticar a causa como uma doença cardíaca, que poderia afetar o fígado e os rins. A medicina tradicional, por outro lado, poderia notar que o *chakra* do coração estava fraco, criando uma insuficiência que iria resultar em desequilíbrios nos outros *chakras* e causando disfunções adicionais.

Certa vez eu havia feito uma cirurgia de coração aberto numa mulher de origem armênia que recebeu alta sem complicações e voltou queixando-se de estar com o nariz muito frio e os pés excessivamente quentes. Na condição de médico ocidental, como eu iria lidar com esse tipo de queixa? Elas não se encaixavam em nenhum conjunto de sintomas com os quais eu estivesse familiarizado, de modo que tudo o que pude fazer foi dizer a ela que muitos sintomas estranhos ocorriam depois uma cirurgia de coração aberto. Não havia muito que eu pudesse oferecer a uma paciente com uma legítima queixa de saúde.

Se eu tivesse acesso a curadores tradicionais ou complementares (como acontece com os meus colegas chineses), eu talvez pudesse ter dito: "Ah, nariz frio e pés quentes representam uma deficiência clássica do terceiro *chakra*", e, então, prescrever algumas ervas para a mulher ou recomendar-lhe tratamentos de acupuntura. Em seguida, voltando aos métodos de pesquisa ocidentais, eu poderia estudar a eficiência do tratamento tradicional. Se funcionasse bem, eu iria não apenas saber como tratar o próximo paciente com essa mesma queixa como também começaria a perguntar aos pacientes se eles tinham o mesmo problema, para que eu pudesse verificar se a "deficiência do terceiro *chakra*" era um problema comum depois das cirurgias cardíacas.

Foi exatamente assim que passei a reconhecer e a tratar a anorexia em pacientes que foram submetidos a cirurgias de coração aberto. Eu, na realidade, não havia notado isso até que o meu sogro compartilhou comigo um pequeno segredo seu. Ele havia notado que alguns dos seus pacientes não tinham apetite depois da cirurgia e supeitava que isso acontecia porque eles haviam perdido o sentido do *paladar*. Ao tratá-los com zinco, ele conseguiu restituir-lhes o paladar e melhorar-lhes o apetite. Depois disso, comecei a perguntar aos pacientes se eles tinham o problema, e um número muito maior do que eu esperava respondeu afirmativamente. Agora as perguntas acerca do sentido do paladar tornaram-se uma rotina na minha avaliação clínica.

Na clínica chinesa que visitei — a qual era uma amostra representativa das milhares de clínicas que tratam milhões de pessoas num país de mais de um bilhão de habitantes — observei terapeutas examinando línguas e olhos, procurando indícios de problemas de desequilíbrio, verificando pulsos e, então, fazendo prescrições de remédios à base de ervas ou de produtos de origem animal. Outros pacientes poderiam ser encaminhados a um acupunturista. Acompanhei um homem de meia-idade, que se queixava de dor no joelho, até uma sala de acupuntura. O terapeuta, um homem franzino e idoso, ouviu o paciente descrever seus sintomas, levantou uma hipótese diagnóstica preliminar e, em seguida, pediu que o paciente se deitasse na mesa de tratamento. Aparentemente, havia necessidade de um tratamento com agulhas e com ventosas. Este último, que já foi um tratamento utilizado amplamente na Europa, era feito colocando-se ventosas de vidro aquecidas sobre a pele em torno do joelho, onde elas criavam um vácuo e, literalmente, sugavam o sangue através da epiderme. O tratamento com as ventosas, conforme afirmou o intérprete, iria aumentar o fluxo de sangue e a circulação no joelho, e era particularmente útil para problemas como reumatismo, lumbago e rigidez no pescoço e nos ombros.

Com o tratamento com ventosas, o paciente parece que melhorou. Mas, então, fiquei espantado com a tranqüilidade com que ele aceitou a inserção de cerca de doze agulhas com aproximadamente trinta centímetros de comprimento. Devo admitir que as agulhas de acupuntura são tão finas que mal se sente sua ferroada quando elas atravessam a pele, e o velho terapeuta tinha boa mão, uma habilidade que leva anos para ser dominada. Depois de introduzir uma agulha na pele do paciente, ele a girava para frente e para trás com o polegar e indicador. Ele parecia estar retorcendo a agulha, como se estivesse tentando pegar alguma coisa abaixo da pele do homem. Então, ouvi um estalo! Ele puxou a agulha, deixou-a de lado e continuou a trabalhar com a agulha seguinte. Disseram-me que havia um bloqueio de energia em algum ponto dos meridianos de energia do corpo. Antes de irmos embora, fui informado de que esse terapeuta era considerado um mestre em aliviar dores lombares por meio da manipulação de agulhas em ambos os lados da coluna.

Minha próxima e última parada foi na farmácia fitoterápica da clínica, uma sala ampla, muito movimentada, com fileiras de armários onde havia pequenas gavetas. Estas continham várias ervas e partes secas de animais selvagens e insetos. Uma gaveta poderia conter uma dentre muitas espécies de ginseng; uma outra teria pedaços de cauda de escorpião. Havia centenas ou talvez milhares de diferentes ervas, raízes, flores, pedaços de cascas de árvores, sementes e óleos naturais. Atendentes recebiam as receitas e juntavam todos os ingredientes pedidos, misturando-os, esmagando-os, socando-os e, por fim, embalando o remédio. Conforme eu já havia visto na Tailândia, os pacientes chineses pareciam seguir cuidadosamente as instruções quanto à maneira de preparar os medicamentos, fervendo e deixando de molho os ingredientes. Na cultura deles, assumir a responsabilidade pelos cuidados com a própria saúde é uma atividade que demanda muito mais tempo do que no Ocidente, onde a ingestão de pílulas é o equivalente médico do *fast-food*.

Voltei de minha visita à clínica e à China impressionado com essa maneira de abordar os cuidados com a saúde, a qual era eficiente e utilizava os recursos tanto do sistema ocidental como da medicina tradicional. Tal como nos Estados Unidos, a maioria das queixas dizem respeito a problemas crônicos e de menor gravidade, de modo que os agentes de cura tradicionais podem ver, examinar e despachar um número muito maior de pacientes a um custo mais baixo do que é possível em nosso sistema alopático baseado na ciência. Não creio que venhamos a desenvolver o tipo de abordagem dos problemas de saúde que vi na China, onde os tratamentos são feitos em massa, mas é provável que iremos incluir o uso de terapias complementares depois de encontrarmos terapias eficazes, nas quais possamos confiar. Então, para termos um sistema eficiente de encaminhamento entre as duas abordagens médicas, precisaremos desenvolver um determinado nível de compreensão mútua — começando no nível básico do vocabulário que usamos. Os chineses resolveram esse problema convenientemente, pois todos os profissionais médicos recebem os mesmos conhecimentos durante os primeiros dois anos de treinamento.

De fato, meus colegas estão pensando no melhor interesse de seus pacientes ao manifestarem a preocupação de que as terapias complementares são puro charlatanismo e que, ao utilizá-las, estaríamos enganando nossos doentes. Eles dizem não haver nenhuma prova de que estes tratamentos realmente funcionem, de modo que o melhor que temos a fazer é não nos incomodarmos em testá-los. Meu argumento é que, se os estivermos estudando como cientistas — como investigadores inquisitivos — então descobriremos quais tipos de terapia complementar funcionam e quais não funcionam. Mas não devemos usar um padrão de dois pesos e duas medidas. Se aplicarmos ao nosso sistema os mesmos critérios que usamos para julgar a medicina complementar, nossos processos analíticos iriam deixar-nos paralisados.

Fazemos o tempo todo julgamentos abalizados sobre doenças e tratamentos. Optamos pelos nossos "melhores palpites" e pedimos uma segunda e uma terceira opinião. Freqüentemente praticamos uma ciência inexata porque existem muitas variáveis e fatos desconhecidos —

além do que cada paciente é um organismo diferente, com um diferente conjunto de circunstâncias no passado e no presente. É por causa dessas diferenças que os computadores não podem substituir prontamente a mente humana e a sensibilidade de um médico. E, como médicos, podemos oferecer aos pacientes alguma coisa a mais, aprendendo algo sobre o mundo da medicina complementar. Devemos considerá-la como uma área de estudo médico no nível de pós-graduação.

Creio que um número suficientemente grande de pacientes atualmente optam por esse sistema duplo de assistência à saúde, de modo que nós, que pertencemos ao *establishment* médico, teremos de oferecer tratamentos complementares de uma maneira mais formal na próxima década. É por esse motivo que precisamos de dados científicos e de rigorosos ensaios clínicos acerca dessas terapias complementares, conforme estamos tentando fazer em nossa clínica. Estamos procurando fazer uma ponte entre ambos os mundos da medicina, tal como eu, muitos anos atrás, em Istambul, havia sonhado em fundir as duas verdades – a do Ocidente e a do Oriente – em alguma espécie de paradigma comum.

Uma máxima de Confúcio, que certa vez ouvi, traça um paralelo entre as verdades da vida e as imperfeições do jade, pois ambas nos proporcionam um traço extra de beleza. Ou seja: nada é perfeito, nem mesmo a beleza. Da mesma forma, a medicina moderna não é perfeita, e talvez nunca venha a sê-lo. Todavia, essas falhas em nossas habilidades diagnósticas, essas imperfeições ou defeitos, se você assim preferir, afetam a nossa humanidade e instigam-nos a encontrar as melhores soluções para podermos permanecer saudáveis e combater as doenças. Creio que, ao caminhar rumo ao próximo século, passaremos a considerar todos os tipos de medicina, antigos ou modernos, como um empreendimento universal de cura, havendo aceitação ocasional das imperfeições inerentes a cada um deles. Com esse espírito, iremos nos esforçar para aperfeiçoar as várias maneiras de curar a nós mesmos.

Epílogo

Este epílogo é uma visão geral das técnicas de medicina complementar que estamos investigando no Columbia Presbyterian, juntamente com algumas informações sobre casos conhecidos e dados preliminares de pesquisas sobre sua possível eficácia. Como muitas dessas terapias somente agora estão sendo testadas pelos métodos científicos ocidentais, é cedo demais até mesmo para especular a respeito de quais dentre elas acabarão se revelando valiosos instrumentos de cura, terminando por merecer um lugar no nosso arsenal médico convencional. Devo advertir que, como as necessidades e os problemas dos pacientes são muito diferentes, os regimes que descrevo aqui (incluindo as recomendações relativas a nutrição, vitaminas, doenças crônicas e cuidados com a saúde mental) nunca devem ser adotados sem a aprovação de um médico.

O propósito deste epílogo, portanto, não é o de prescrever ou promover tratamentos alternativos, mas, antes, o de oferecer aos pacientes quaisquer conhecimentos que tenhamos e que possam ajudá-los a cuidar de si mesmos. Um paciente deve tornar-se parte de uma equipe, trabalhando com o médico e outros profissionais — de enfermeiros a agentes de cura energéticos — para efetuar a própria recuperação. Uma referência útil que destaca o papel do paciente na cura é *Prepare for Surgery, Heal Faster*, de Peggy Huddleston (Angel River Press, 1996). Um sumário útil e de fácil leitura acerca das evidências contra e a favor da medicina complementar é o *Guide to Alternative Medicine*, de autoria do dr. Rosenfeld (Fawcett Columbine, 1996). Centros específicos que proporcionam um programa abrangente de recuperação estão relacionados no final deste livro e incluem os programas coordenados pelos drs. Dean Ornish, Lance Gould, Herbert Benson, Andrew Weil e Jonathan Kabot-Zinn. Além disso, o centro a que pertenço recebe de bom grado telefonemas ou *e-mails* de pessoas que queiram orientação a respeito de quem procurar no caso de doenças específicas.

Columbia Presbyterian Complementary Medicine Services
Milstein 7-435, Columbia Presbyterian Medical Center
177 Fort Washington Avenue, Nova York, NY 10032
212 305-9628
mco2@columbia.edu

Terapias Específicas

Musicoterapia

No nosso centro, todos os pacientes são estimulados a ouvir, por meio de fones de ouvido, fitas cassete com músicas de sua preferência ou material oferecido por nós (Monroe Institute Binaural "Hemisync" Tapes, Faber, VA, Estados Unidos). Qualquer que seja a opção selecionada, o paciente começa a ouvir as fitas desde a primeira visita ao consultório médico e fitas semelhantes são tocadas durante a cirurgia. Existem fortes evidências de que, subconscientemente, os pacientes percebem o que acontece durante a cirurgia[1]; em nossa própria clínica descobrimos que podemos condicionar os pacientes a reagir de uma maneira ou de outra dependendo do que tocamos para eles na sala de cirurgia. Como benefício colateral, as fitas de áudio também permitem que os pacientes bloqueiem os perturbadores ruídos de "doença" na sala de cirurgia e na unidade de terapia intensiva, podendo concentrar-se na cura.

Hipnose

A hipnose pré-operatória e o treinamento com meditação também ajudam o paciente a sentir-se mais no controle da situação antes, durante e após a cirurgia. Fizemos um estudo no qual essas técnicas foram ensinadas alguns dias antes da cirurgia a pacientes selecionados ao acaso.[2] Os pacientes que aprenderam e praticaram essas técnicas necessitaram de menos medicamentos analgésicos do que aqueles que recusaram o tratamento — e, na verdade, alguns não precisaram de *nenhum* medicamento para dor depois de deixarem a unidade de tratamento intensivo. Embora o ensaio randomizado não demonstrasse nenhuma melhora na dor como um todo, os pacientes que colocaram em prática as técnicas de hipnose relataram menor ansiedade.

Todos os hospitais têm departamentos de psiquiatria com médicos ou psicólogos treinados em hipnotismo, de modo que você talvez queira solicitar-lhes um encaminhamento. Um livro bastante informativo a respeito deste tópico foi escrito por Stanley Fisher, Ph. D. e é intitulado *Discovering the Power of Self-Hipnosis* (Harper Collins, 1991).

Aromaterapia

A aromaterapia é um dos mais recentes recursos auxiliares da cirurgia; muitos a menosprezam por considerá-la um tanto frívola. Todavia, a indústria de perfumes já gastou milhões de dólares em testes científicos de odores e reuniu um substancial conjunto de dados mostrando que determinados aromas, como aqueles mais pungentes, podem tornar os pacientes hipersensíveis à dor, enquanto outros, como as fragrâncias florais, entorpecem a sensação de dor. Alguns hospitais dos Estados Unidos já estão usando oxigênio com cheiro de baunilha e outros centros médicos norte-americanos provavelmente irão juntar-se a eles à medida que a literatura européia sobre essa terapia for aparecendo nos periódicos médicos dos Estados Unidos. Embora possa ser difícil ministrar a aromaterapia em ambiente hospitalar, depois de voltarem para casa muitos pacientes consideram-na útil para reduzir o *stress* e melhorar o sono.

Massagem

A terapia por meio de massagem é uma área para estudo mais sistemático, embora as evidências anedóticas de seus efeitos sejam convincentes. Sessenta por cento dos pacientes tratados acreditam ter obtido um efeito benéfico com as massagens feitas em nossa clínica, além de sentirem-se "bem" durante a sessão. Apenas dois por cento disseram que estavam se sentindo pior. Em alguns hospitais, a massagem é oferecida por profissionais contratados, geralmente durante meia hora ou uma hora, e outros hospitais permitem que um massagista visite um dado paciente como um conforto a mais. Mesmo uma massagem não-profissional, feita por um membro da família, pode ser útil.

A reflexologia, uma técnica centrada nos pés e nas mãos, tenta influenciar os órgãos internos massageando as áreas dos pés que correspondem aos ainda não medidos "meridianos de energia". Embora eu não conheça nenhum estudo que comprove a existência desses relacionamentos reflexos com os pés, sei que a densidade de terminações nervosas é maior nas extremidades, tornando-os particularmente sensíveis ao toque. Não conheço nenhum risco relacionado com a massagem e disponho de evidências experimentais de que a drenagem linfática é aumentada quando os pés são friccionados.

Ioga

Minha terapia favorita é a ioga, pois ela permite a meditação conjuntamente com a atividade física. Como muitos ocidentais têm dificuldade para praticar a meditação isoladamente, pode ser muito mais eficaz concentrar-se primeiro na respiração e no corpo com o propósito de centrar a mente. O melhor é que virtualmente todos os pacientes, por mais doentes que estejam, podem executar alguma forma de ioga, ainda que limitada à respiração profunda. Existem muitos textos de ioga disponíveis, mas as fitas com exercícios são mais fáceis de usar e podem ser adaptadas às necessidades específicas dos pacientes. Eu pessoalmente uso a série de Brian Kest.

Religião

No início de nossos estudos, reconhecemos que mais de cinqüenta por cento dos pacientes acreditam que a religião é não apenas fonte de orientação espiritual mas também uma força de cura. Nossas pesquisas de opinião confirmaram descobertas anteriores de que noventa por cento dos americanos hospitalizados são religiosos e gostariam de discutir com os seus médicos os aspectos espirituais dos cuidados que estão recebendo. Poucos médicos oferecem voluntariamente essa oportunidade a seus pacientes, mas esse tipo de aconselhamento pode ser arranjado sem grande dificuldade simplesmente solicitando-se a presença de um representante do serviço pastoral.

Muitos líderes religiosos consideram o amor como uma grande fonte de cura e nós tentamos enfatizar essa mensagem quando conversamos com pacientes em estado grave. O estudo mais importante em favor de um efeito terapêutico positivo das orações foi realizado por Randolph Byrd, em 1988. Quase quatrocentos pacientes de unidades de terapia intensiva foram escolhidos ao acaso para receber ou não orações. Os pacientes em favor dos quais foram feitas orações tiveram menor necessidade de usar respiradores, antibióticos e medicamentos endovenosos. Achei a obra de Larry Dossey particularmente informativa a respeito desse tema e fiquei impressionado com os relatos anedóticos de seus pacientes. Como aparentemente não existe nenhum risco, eu faria da religião uma parte de minha própria terapia, em especial se eu estivesse gravemente enfermo.

Acupuntura

A acupuntura raramente é oferecida em hospitais exceto nas enfermarias psiquiátricas, onde seus efeitos sobre o abuso de substâncias (e tabagismo) têm sido razoavelmente documentados na literatura médica ocidental. Todavia, existe uma intrigante litania de relatos de testemunhas oculares de cirurgias de grande porte realizadas apenas com o uso de acupuntura para o controle da dor — algo inconcebível para a maioria dos médicos ocidentais. Isadore Rosenfeld, um proeminente cardiologista de nosso hospital, descreve admiravelmente uma cirurgia de coração aberto que ele testemunhou na China — realizada apenas com a acupuntura, sem anestesia. À medida que aumenta a experiência ocidental com essa técnica tradicional, um dia talvez venhamos a incorporá-la ao nosso próprio arsenal médico.

Embora aparentemente invasiva, a acupuntura, quando realizada por um terapeuta devidamente licenciado, é uma intervenção extremamente segura. Recentemente colaborei com o dr. Soren Ballegaard, que tem recebido financiamento de seu governo para avaliar a eficácia da acupuntura no controle da dor causada pela angina. Como a dor é um fenômeno subjetivo, a avaliação de sua eficácia muitas vezes é difícil. Todavia, os dados preliminares do dr. Ballegaard são suficientemente encorajadores para eu acreditar que se deve considerar o uso desta terapia em pacientes com dores no peito e que não possam submeter-se a cirurgia ou angioplastia.

Contrapulsação Externa Aumentada

Uma terapia alternativa para angina crônica que não pode ser tratada por nenhum meio convencional é a contrapulsação externa aumentada. Tendo se originado na China, essa técnica envolve a colocação de diversos manguitos de pressão nos membros inferiores e, seqüencialmente, constringir as pernas para deslocar o sangue para o coração. O paciente é tratado por diversas semanas antes de avaliar os benefícios. Rohit Arora, um dos cardiologistas da instituição à qual pertenço, estudou 139 pacientes e descobriu que, comparados ao grupo de controle, aqueles que recebiam a contrapulsação externa aumentada apresentaram uma melhora significativa na capacidade de fazer exercícios sem angina e um aumento na capacidade de forçar o coração até a isquemia (suprimento sangüíneo inadequado) manifestar-se. Atualmente, recomendo que os pacientes que não possam submeter-se aos tratamentos convencionais para a angina, tais como angioplastia (balão) ou cirurgia, experimentem a contrapulsação externa aumentada.

Quelação

Tenho visto casos de pacientes com angina grave reduzirem a dor a níveis toleráveis com tratamentos de quelação. Entretanto, virtualmente, todos, mais cedo ou mais tarde, acabam precisando submeter-se a uma cirurgia. Para alguns, a quelação revelou-se um tratamento demasiado caro, as horas gastas com essa terapia para "limpar o sangue" tornaram-se por demais tediosas ou seus efeitos diminuíram ao longo do tempo. Não obstante, a falta de evidências suficientemente fortes em favor da terapia de quelação obriga-me a dissuadir os pacientes de recorrerem a essa terapia se houver possibilidade de usar tratamentos mais convencionais. Para os pacientes cujo problema não pode ser controlado pelos métodos atualmente disponíveis, a base racional da quelação é atraente. Como os efeitos colaterais parecem ser mínimos, recomendo que esses pacientes tentem a contrapulsação externa aumentada, a acupuntura ou a quelação. Se esta última opção for adotada, eles devem entrar em contato com a American Board of Chelation Therapy, em Chicago, para serem encaminhados a terapeutas experientes da sua região.

Energia (Toque Terapêutico)

Os efeitos da acupuntura e da homeopatia baseiam-se teoricamente nos meridianos de energia do corpo. Alguns terapeutas acreditam poder influenciar diretamente esses estados de energia mediante a imposição de mãos. As enfermeiras dos Estados Unidos freqüentemente recebem treinamento nessa técnica, e existem relatos de casos de resultados favoráveis. Todavia, estudos controlados em ambientes clínicos são difíceis de realizar porque não é fácil quantificar os efeitos do toque terapêutico.

Em testes com plantas e animais, Bernard Grad demonstrou que existe algum tipo de efeito produzido por um agente de cura energético. E nos nossos laboratórios temos notado interessantes tendências mas não identificamos um efeito benéfico que pudéssemos reproduzir. Existem relatos de que o tratamento chinês *chi-gong* promove a cura ao influenciar os relacionamentos enzimáticos, mas essa importante observação precisa ser confirmada por estudos adicionais para ser digna de crédito. Clinicamente, diversos estudos demonstraram a ocorrência de algumas mudanças imunológicas e a aceleração da cura de pequenos ferimentos com o toque terapêutico; todavia, essas alterações ainda não foram correlacionadas com uma recuperação mais rápida das doenças. Como não existem efeitos colaterais conhecidos, sou a favor de que todos os pacientes que se sintam inclinados experimentem o toque terapêutico, porém eu os informo que os dados até o momento disponíveis acerca da eficácia da técnica são inconclusivos.

Homeopatia

Embora a homeopatia venha sendo há muito tempo praticada nos Estados Unidos, ela tem sido preterida em favor das abordagens alopáticas mais convencionais. Ela tem por base a administração de doses extremamente pequenas de um ingrediente ativo para se obter um efeito do tipo "semelhante cura semelhante". Em vez de atacar as doenças com os fármacos da medicina convencional, os homeopatas usam substâncias – nas menores doses possíveis – para estimular o corpo a desenvolver seus esforços naturais para vencer a doença.

Conquanto esse princípio seja bastante estranho para um médico alopata como eu, tenho tido a sorte de ouvir alguns relatos sobre os resultados positivos da homeopatia. Eu não iria procurar dissuadir um paciente de buscar esse caminho de cura. Entretanto, como qualquer medicamento que possa vir a ajudá-lo também pode, em princípio, prejudicá-lo, recomendo enfaticamente que qualquer pessoa interessada na homeopatia deve procurar a orientação de um homeopata bem treinado.

Recomendações Quanto à Alimentação

Como as doenças cardiovasculares são a principal causa de morte nos Estados Unidos, descreverei as recomendações dietéticas para essa população. Para muitas outras enfermidades, especialmente o câncer, a dieta cria condições básicas para a recuperação e deveria ser agressivamente seguida. Autores como Michio Kushi (Avery Publishing) e Patrick Quillin (Nutritiona Time Press) apresentam excelentes programas alimentares, embora qualquer intervenção nutricional deva ser supervisionada por um oncologista.

Para pacientes com aterosclerose, não é permitido o consumo de carne ou de lacticínios, exceto leite e iogurte desnatados. Os únicos óleos permitidos são o azeite de oliva extravirgem e duas colheres de sopa de óleo de linhaça por dia. Esses óleos devem ser mantidos num refrigerador e usados no prazo de três meses.

Recomenda-se uma alimentação baseada em carboidratos complexos (amido) e que inclua vegetais, grãos, legumes, feijões, frutas e produtos derivados da soja. Enfatizamos o ponto de que o paciente deve não apenas retirar alimentos de sua dieta mas também acrescentar novos alimentos ricos em fibras. De modo geral, a pessoa deve deixar de lado a carne de vaca e de frango e aumentar o consumo de feijões, vegetais e grãos.

Descobrimos que é mais eficaz fazer de uma só vez todas as mudanças na alimentação — uma mudança de paradigma que se equipara à cirurgia de grande porte que o paciente acabou de sofrer. Tentamos também fazer com que os pacientes adotem de bom grado um novo estilo de vida, de modo que as mudanças lhes pareçam mais um ganho do que a perda de velhos hábitos. Esperamos não apenas que o risco de doenças cardiovasculares seja reduzido, mas também que os pacientes se sintam melhor de modo geral.

Suplementos de vitaminas freqüentemente são necessários, visto que muitos dos alimentos industrializados que consumimos hoje em dia são destituídos dos níveis necessários de vitaminas. Num estudo feito entre as enfermeiras de Harvard, o uso de vitamina E (400 UI/dia), administrada ao longo de dois anos, produziu uma redução de 46 por cento na incidência de doenças arteriais coronarianas.[3] A vitamina C aumenta a eficácia da vitamina E, fortalece a superfície endotelial, reduz o risco de tromboembolismo e aumenta os níveis do colesterol HDL, também chamado de colesterol bom.[4] Se possível, a vitamina C deve ser tomada duas vezes ao dia em doses divididas.

O magnésio, o cálcio e o selênio desempenham um papel importante na manutenção da saúde do coração. O cálcio, além disso, tem efeitos benéficos na osteoporose,[5] reduz a hipertensão[6] e diminui a absorção de gordura no trato gastrintestinal.[7] O magnésio pode prevenir a ocorrência de arritmias cardíacas[8] e dilatar os vasos sangüíneos para melhorar a circulação.[9] Baixos níveis de selênio têm sido associados a doenças do coração e a um maior risco de ataque cardíaco. A L-carnitina facilita a conversão de gordura em energia no miocárdio e, conforme se demonstrou em ensaios randomizados, aumenta a capacidade de execução de exercícios físicos em pacientes com angina.[10] O papel da coenzima Q10 tem sido bem estudado na insuficiência cardíaca e na angina e, provavelmente, funciona mais como um antioxidante,[11] embora também possa aumentar a eficácia da cadeia transportadora de elétrons. Tanto a coenzima Q10 como a L-carnitina foram usadas com sucesso para ajudar a manter a vitalidade do músculo cardíaco ao longo de cirurgias de revascularização cardíaca.[12]

Conquanto esses micronutrientes sejam muito provavelmente seguros — e disponhamos de evidências em favor de sua eficácia — a escolha dos suplementos e da dosagem deve ser feita em conjunto com um profissional da saúde. Freqüentemente, sugerimos a nossos pacientes que os que não têm insuficiência renal ou hepática e que não estão tomando medicamentos anticoagulantes adotem o seguinte regime:

Vitamina A com mistura de carotenos	25.000 unidades/dia
Vitamina C	1.000 mg/dia
Vitamina E	400 UI/dia
Coenzima Q10	30 mg/3 vezes ao dia

L-carnitina	500 mg/2 vezes ao dia
Citrato de cálcio	1.000 mg/dia
Citrato de magnésio	500 mg/dia
Ácido fólico	400 mg/dia
Ácidos graxos essenciais EPA/DHA	1 g/dia
Multivitamínico contendo selênio, vitaminas do complexo B (incluindo B⁶ e B¹²), zinco e cobre	

Embora esse seja o nosso programa básico, algumas pessoas podem ter anormalidades específicas que exijam uma abordagem mais agressiva. Como 21% dos pacientes com doenças coronarianas apresentam níveis sangüíneos elevados de homocisteína,[13] todos os pacientes com doenças coronarianas devem fazer um exame de seus níveis de homocisteína e, se estiverem elevados, devem ser tratados com ácido fólico (até 5 mg/dia), vitamina B⁶ (até 200 mg/dia) e vitamina B¹² sublingual (1.000 microgramas/dia). Recentemente, um dos administradores do hospital onde trabalho, que havia sido submetido a diversas angioplastias e adotado, sem sucesso, um agressivo regime para reversão de doenças cardíacas coronarianas, iniciou o programa de Dean Ornish, durante o qual seus elevados níveis de homocisteína foram descobertos numa triagem e tratados. Ele permaneceu assintomático no ano passado.

No nosso centro, a diabetes está presente em 30 por cento dos pacientes com doenças coronarianas. Para esses pacientes recomendamos uma dieta à base de carboidratos complexos, com elevado teor de fibras e pobre em proteínas, junto com uma suplementação de cromo (200 microgramas/dia). O cromo atua em conjunto com a insulina como um auxiliar na captação de glicose para o interior das células e pode ajudar a tratar os altos níveis de glicose encontrados nos diabéticos.[14] A perda de peso obtida por meio de uma dieta à base de carboidratos complexos e com elevado teor de fibras também pode ser eficaz para reduzir a resistência à insulina no diabetes que se inicia na idade adulta.[15]

Pacientes com níveis elevados de colesterol resistente à mudança da dieta devem usar suplementos para tentar conseguir essa redução. A niacina é a terapia inicial recomendada pela Sociedade Americana de Cardiologia, embora freqüentemente produza ruborização da pele. Começamos com a dose usada na maioria dos estudos (1.500 mg/dia) e evitamos esse efeito colateral usando o hexanicotinato de inositol. Em seguida, acrescentamos o cromo, o que não apenas reduz o nível de colesterol como também aumenta o HDL e é particularmente eficaz quando combinado com a niacina.[16] Descobriu-se que o gugulipídio, resina ayurvédica de uma árvore chamada mirra, reduz o nível de colesterol em 20 por cento.[17] Recomendamos 25 mg de gugulsterona três vezes ao dia, embora por enquanto a nossa experiência acerca de seus efeitos seja apenas de casos relatados. Depois disso, nossos pacientes iniciam uma segunda série de suplementos, mais complexa, sob a supervisão de um médico.

Há um debate sobre o uso de suplementos de estrógeno em mulheres que já passaram pela menopausa. Os estrogênios elevam o nível de HDL (o colesterol "bom", que forma partículas pequenas e densas que transportam o colesterol numa forma estável) e reduzem o LDL (o colesterol ruim, que transporta o colesterol na forma de partículas pesadas, volumosas e instáveis). A principal preocupação é com os potenciais efeitos carcinogênicos do estrógeno, especialmente se não for moderado pela progesterona. Embora o uso isolado do estrógeno possa aumentar os níveis de HDL, o estrógeno combinado com a progesterona pode aumentar significativamente os níveis de HDL e, ao mesmo tempo, reduzir substancialmente os níveis de LDL. Um outro efeito do estrógeno, menos discutido, é a sua capacidade de modular a contração dos vasos coronarianos, a qual pode ser mais importante do que a aterosclerose como causa de doença coronariana sintomática.

Estudos têm demonstrado algum aumento no risco de câncer com a terapia de reposição de estrogênio. Talvez passemos a usar formas naturais de estrogênio, tais como os fitoestrogênios, para reduzir a incidência de doenças coronarianas entre mulheres. A decisão de usar ou não a terapia de reposição hormonal – e de que tipo – deve ser tomada individualmente por cada mulher, com a ajuda de seu médico. Como muitos médicos alopatas não estão atualizados acerca da controvérsia em torno do estrogênio, como paciente, você deve levar algum material acerca deste tópico para o seu médico com o propósito de contribuir para a discussão.

Doenças Crônicas Específicas e Seu Tratamento

A plena restauração da saúde muitas vezes é uma meta de difícil consecução para pacientes que sofreram uma doença grave e, nesse caso específico, a medicina complementar pode ser particularmente útil. Seis problemas crônicos que podem reduzir a qualidade de vida de um paciente após uma doença grave são a má cicatrização das feridas, queixas em relação à digestão (incluindo anorexia, constipação e indisposição estomacal), pequenas infecções, queixas relativas a problemas nos músculos, ossos e articulações, anormalidades circulatórias e problemas mentais como *stress* e depressão.

Cicatrização de Feridas

Depois de um procedimento cirúrgico, a incisão será recoberta por uma camada superficial de células e deverá ser mantida estéril nas primeiras 24 horas, ainda que a maioria dos cirurgiões seja de opinião que a ferida não deve ser molhada na primeira semana. A resistência natural à infecção e uma alimentação adequada irão facilitar enormemente a cura. Quando um paciente está mal alimentado (uma condição particularmente comum em idosos), a cicatrização das feridas é prejudicada.[18] A diabetes também pode retardar o processo de cicatrização e o tratamento dessa condição deve incluir perda de peso e uma dieta à base de carboidratos complexos e baixo teor de gorduras. Uma alimentação rica em gordura irá inibir o deslocamento das células do sistema imune, predispondo o paciente a infecções sistêmicas e dificultando a cicatrização de feridas.[19] Suplementos de cromo (200 mcg/dia) têm apresentado resultados benéficos, bem como vitamina C (1.000 mg/dia) e zinco (50 mg/dia).[20,21,22,23] Eu não recomendo pomadas e evito colocar numa ferida algo que eu não colocaria num olho.[24]

Digestão

Muitos pacientes apresentam redução de apetite depois de uma cirurgia, o que pode vir a ser causa de má nutrição. Para muitos desses pacientes, a anorexia está associada à perda da olfação e do paladar e, às vezes, pode ser tratada com zinco (30 mg), vitamina A (10.000 UI, sendo que pelo menos metade deve ser ministrada na forma de uma mistura de carotenos) e vitaminas do complexo B (50 mg). Um remédio simples para a indisposição estomacal, que ocorre com certa freqüência e pode ser a responsável pela anorexia, é o chá de camomila. Mesmo se o paciente já estiver recebendo tratamento para a hipoacidez gástrica, os medicamentos podem ser mal absorvidos se não forem administrados junto com substâncias como molho de maçã, que retardam o seu trânsito.

Eu recomendo que os pacientes que estejam se recuperando de uma cirurgia adotem uma dieta com elevado teor de fibras (30 g/dia), embora isso inicialmente possa causar distensão abdominal e formação de gases. A dieta rica em fibras pode incluir farelo de aveia ou de trigo, os quais podem ser suplementados com *psyllium* (Metamucil) dissolvido em suco de frutas, numa dose que começa com meia colher de chá e vai aumentando gradualmente, podendo chegar a duas colheres de chá por dia. Comer ameixas e beber 6 copos de água por dia irá ajudar a reduzir a constipação. De modo geral, a constipação intestinal não deve ser tratada com laxativos, que irritam o cólon e cujo uso tem de ser descontinuado lentamente.

Se essas medidas falharem, temos usado com algum sucesso uma mistura dos seguintes ingredientes:

Um copo de suco de fruta (laranja, *grapefruit*)
Uma porção de fruta integral (banana, pêssego, morango)
Uma colher de sopa de óleo de linhaça (guardado em geladeira)
Uma colher de sopa de farelo de trigo
Uma colher de sopa de cascas de *psyllium*
¼ de colher de sopa de cristais de vitamina C

Infecções

Muitos pacientes seriamente doentes desenvolvem doenças crônicas, como infecções urinárias ou respiratórias, que se tornam uma fonte constante de aborrecimentos. Quando causadas por vírus, essas doenças em geral não respondem às modernas terapias antimicrobianas. Recomendamos que esses pacientes recebam altas doses de vitamina C (3-6 g/dia),[25] echinacea,[26,27] alcaçuz,[28] coenzima Q10 (90-180 mg) e zinco[29] para que ocorra a cura do tecido inflamado. Esses tratamentos destinam-se a aumentar a função imune natural do corpo e deveriam suplementar os antimicrobianos prescritos tradicionalmente.

Músculos, ossos e articulações

As dores crônicas podem ser controladas com um certo sucesso com o uso de técnicas complementares. Como terapia inicial, recomendamos que nossos pacientes tomem cálcio e magnésio. Para aqueles com dores crônicas nas articulações, sugerimos um remédio caseiro preparado com 1 colher de sopa de óleo de fígado de bacalhau, batido com suco de laranja e consumido 30 a 60 minutos antes do café da manhã. Outro remédio cujo uso conta com algum apoio é o uso de 500 mg de sulfato de glucosamina, três vezes ao dia; teoricamente, ele irá ajudar a restaurar o gel natural que recobre nossas articulações, permitindo que esses amortecedores biológicos voltem a funcionar.[30,31]

Muitos pacientes obtêm alívio massageando o local dolorido com gel de arniflora, visto que este atua como anestésico local e agente antiinflamatório. A massagem, por si própria, possui um efeito terapêutico potencial, melhorando a drenagem linfática[32] e relaxando os músculos. Os pacientes que se mantêm pouco ativos carecem da estimulação muscular que ajuda a promover uma drenagem linfática adequada e, por isso, podem beneficiar-se com a reflexologia (pés e mãos) e as massagens (sueca, *Rolfing* e *shiatsu*). Atualmente, alguns hospitais oferecem massagens e aromaterapia depois das cirurgias, e eu recomendo enfaticamente que os pacientes prossigam com essas terapias em casa.[33] O simples fato de o paciente ser tocado por outro ser humano pode produzir benefícios secundários não quantificáveis.

Circulação

Os problemas circulatórios são extremamente comuns no período pós-operatório. Para os problemas relacionados com a coagulação, incluindo a flebite, recomendamos o uso de vitamina E, que é um potente antioxidante e anticoagulante. Os alimentos ricos em ácidos graxos ômega-3 (peixes gordurosos de água fria, como salmão, bacalhau, arenque e cavala) podem reduzir os níveis de prostaglandinas e também atuam como anticoagulantes.

Igualmente importante é um nível adequado de atividade física. Para pacientes idosos ou fragilizados, a ioga pode ser a solução ideal, visto que muitas posturas simples requerem pouco esforço físico e a simples respiração profunda pode ser benéfica. Embora muitas fitas e vídeos de ioga estejam disponíveis comercialmente, no início o paciente pode tentar inspirar e expirar fundo enquanto tenta (ajudado por alguém) tocar nos dedos do pés, seja deitado na cama ou em pé. Uma outra técnica que está sendo utilizada com relatos de casos de sucesso é o "salto assistido", no qual o paciente senta-se em uma cama elástica e, delicada e cuidadosamente, é empurrado para cima e para baixo.

Os remédios à base de ervas freqüentemente são recomendados, incluindo *gingko biloba* (40-60 mg três vezes ao dia),[34] que também pode melhorar a audição, picnogenol (50 mg de extrato de sementes de uva duas vezes ao dia),[35] pimenta-de-caiena (1 cápsula por refeição) e lecitina, um inibidor de prostaglandina que reduz a inflamação e aumenta a excreção de colesterol.

Os pacientes com doença cardíaca necessitam freqüentemente de terapia diurética, que eu prefiro iniciar com suaves diuréticos naturais, como salsa e vitamina C. Ao usar qualquer diurético, deve também ser estimulada a ingestão de frutas secas, ervilhas, batata, espinafre e sementes de abóbora, de modo que seja mantido um aporte adequado de potássio. No caso de pacientes com insuficiência cardíaca, a coenzima Q10 tem sido objeto de cuidadosos estudos[36] e pode melhorar a função cardíaca nessa população em que os resultados terapêuticos são difíceis de avaliar. Recomendo que os pacientes tomem de 60 a 120 mg em cada refeição; todavia, a absorção intestinal desse composto pode ser bastante variável. A L-carnitina (750-1000 mg duas vezes ao dia) é outro remédio popular cujo uso foi estudado na claudicação (doença vascular periférica)[37] e na insuficiência cardíaca congestiva.[38]

Doença Mental

Entre os problemas mais debilitantes que acometem os pacientes no período pós-operatório estão as doenças mentais. A letargia pode ser tratada com L-tirosina, que aumenta os níveis de norepinefrina,[39] e pela substituição dos chás tradicionais, ricos em cafeína, pelos chás verdes, que também são antioxidantes. Os problemas de memória, que também constituem esse complexo de sintomas, podem ser tratados com fosfatidil colina,[40] zinco (30 mg/dia) e *gingko biloba* (40-60 mg três vezes ao dia).[41]

Em algumas pessoas, a depressão pode ser tratada com sucesso com a erva-de-são-joão (hipericão 4:1, 300 mg três vezes ao dia). Um estudo experimental incluiu 105 pacientes deprimidos, os quais foram divididos aleatoriamente em dois grupos, um dos quais recebeu erva-de-são-joão e o outro um placebo. No grupo tratado com erva-de-são-joão, a depressão foi reduzida em 55 por cento, contra uma redução de 29 por cento no grupo que recebeu o placebo, ao longo de um período de tratamento de quatro semanas.[42] As bebidas cafeinadas podem produzir depressão, especialmente se quantidades maiores do que o correspondente a quatro xícaras de café por dia.[43] As vitaminas — ácido fólico (800 mcg), B^{12} (1.000 mg/dia), selênio (100 mcg/dia),[44] complexo B (50 mg) e magnésio (500 mg) — podem ajudar a melhorar o humor. Além do mais, as dores de cabeça de que os pacientes sofrem freqüentemente podem ser tratadas com a erva matricária.[45]

Para o tratamento da insônia, tem-se defendido o uso de valeriana,[46] 5-hidroxitriptofano (5 HTP),[47] e melatonina, os quais talvez produzam menos efeitos colaterais do que os medicamentos vendidos mediante prescrição médica. O *stress*, que muitas vezes é uma das causas da insônia, pode ser aliviado pela ioga e pelo uso de fitas cassetes, as quais muitas vezes são usadas por pacientes durante cirurgias de grande porte para proporcionar-lhes um ambiente calmante. A ansiedade que muitas vezes acompanha a insônia pode ser reduzida pela glutamina e tiamina, sendo que a última deve ser tomada de manhã para se evitar sonhos excessivamente vívidos.

Literatura Citada

1. Bennett, HL. A mente durante a cirurgia; os efeitos incertos da anestesia. *Advances* 9:5-16, 1993.

2. Ashton RA, Whitworth GC, Seldomrige JA, Shapiro PS, Michler RE, Smith CR, Rose EA, Fisher S, Oz MC. A auto-hipnose reduz a ansiedade causada pela cirurgia da artéria coronária para a colocação de um desvio: uma experiência prospectiva aleatória. *J. Cardiovascular Surgery* 1997; 38:69-75.

3. Stampfer MJ. O consumo de vitamina E e o risco de doença coronariana nas mulheres. *NEJM* 328:1444-49, 1993.

4. Rath M, Pauling L. Hipótese: a lipoproteína é um substituto para o ascorbato. *Proc Nat Acad Sciences* 87(16):6204-6207, 1990.

5. Chapuy MC, Vitamina D^3 e cálcio para prevenir fraturas no quadril em mulheres idosas. *NEJM* 327:1637-42, 1992.

6. Hatton DC. Cálcio dietético e pressão sanguínea em modelos experimentais de hipertensão. *Hypertension* 23:513-30, 1994.

7. Garland C. Vitamina D e cálcio dietético e o risco de câncer colorretal. *Lancet* 2:307-9, 1985.

8. England MR, Gordaon G, Salem M, Chernow B. A administração do magnésio e as arritmias depois de uma cirurgia do coração. *Experiência aleatória* do tipo duplo-cego controlada com placebo. *JAMA* 268:2395-2402, 1992.

9. Seelig MS, Heggtveit HA. Ação do Magnésio no coração que sofre de isquemia. *Am J Clin Nutrition* 27(1):59-79, 1974.

10. Cherichi A. Efeitos da L-carnitina na tolerância de exercícios na angina crônica, estável. Estudo aleatório cruzado controlado por placebo. *Int J Clin Pharmacol Ther Toxicol* 23 (10): 569-72, 1985.

11. Hanaki Y, Sugiyama S, Osawa T. Proporção do colesterol da lipoproteína de baixa densidade em relação à ubiquinona como um fator de risco da coronária. *NEJM*. 325(11):814-15, 1991.

12. Silverman NA, Schmitt G, Vishwanath M.: Efeito da cornitina sobre a função e o metabolismo do miocárdio depois de uma isquemia global. *Ann Thorac. Surg.* 40:20-25, 1985.

13. Boers GHJ. Hiperomocistenemia; um risco recentemente reconhecido como fator de doença vascular. *Netherlands J Med* 45:34-41, 1994.

14. Anderson RA. Cromo, intolerância à glicose e diabetes. *Biol Trace Elem Res.* 32:19-24, 1992.
15. Anderson, JW, Wark K. Dietas ricas em carboidratos e fibras para doentes com diabetes mellitus tratados com insulina. *Am J Clin Nutr* 32:2312-21, 1979.
16. Urberg M, Benyi J, John R. Efeitos hipercolesterolêmicos do ácido nitocímico e da suplementação de cromo. *J Fam Practice* 27(6):603-6, 1988.
17. Nityanand S, Sriastava JS, Asthana OP. Experiências clínicas com gugulipídio: um novo agente hipolidêmico. *J Assoc Phys India* 37:321-9, 1989.
18. Morely JE *Am J Med.* 81:670, 1986.
19. RS Sparkman, Ed. A cura de incisões cirúrgicas: o que existe de mais moderno na nona década do século XX. American Cyanamid Co., 1985: 75-80, 119.
20. Taylor TV. Suplementação de ácido ascórdico no tratamento das úlceras de pressão. *Lancet* 1974; 2:544-46.
21. Seifter E. Impaired wound healing in streptozotocin diabetes. Prevenção por suplemento de vitaminas. *Ann Surg* 1981; 194:42-50.
22. Goldstein R. Efeito da vitamina E e do alopurinol no nível do perióxido lipossolúvel e da glutationa nos enxertos agudos de pele. *J Inves Dermatol* 1990; 95:470-5.
23. Hallbook T, Hedelin H. O metabolismo do zinco e o trauma cirúrgico. *Br J Surg* 1977; 64:271-3.
24. Archer HG. Um modelo controlado de cura de ferimento úmido: comparação entre o filme semipermeável, os antissépticos e a pasta de açúcar. *J Exp Pathol* 1990; 71:155-70.
25. Scott J. Sobre as semelhanças bioquímicas do ácido ascórbico e do interferon. *J Theor Biol* 1982; 98:235-8.
26. Mose J. Efeito da echinácea na fatocitose e nas células exterminadoras naturais. *Med Welt.* 1983; 34:463-7.
27. Wacher A, Hilbig W. Inibição do vírus com *echinacea purpurea. Planta Medica* 1978; 33:89-102.
28. Armanini D. Novos estudos sobre o mecanismo da ação mineralocorticóide do alcaçuz no homem. *J Endocrinol Invest* 1996; 19:624-9.
29. Gershwin M, Beach R, Hurley L. Traços de metal, envelhecimento e imunidade. *J Am Ger Soc.* 1983; 31: 374-8.
30. Mueller-Fabender H. Sulfato de glicosamina comparado com o ibuprofeno na osteoartrite do joelho. *Osteoarthritis and Cartilage* 1994; 2:61-69.
31. Reichelt A, Forster KK, Fischer M, et al. Eficácia e segurança do sulfato de glicosamina na osteoartrite do joelho. *Drug Research* 1994; 44(1):75-80.
32. Brace RA, Taylor AE, Guyton AC. Tempo de percurso da concentração da proteína da linfa no cão. *Microvascular research* 1997; 14:243-249.
33. Oz MC, Lemole Ej, Oz LJ, Whitworth GC, Lemole GM. Tratamento da doença da artéria coronária com cirurgia do coração e terapia complementar. *Medscape Women's Health* (http://www.medscape.com/1(10), 1996.
34. Kleijnen J. Ginkgo biloba. *Lancet* 1992;340:1136-39.

35. Rong Y. O picnogenol protege as células vasculares endoteliais da lesão oxidante induzida pelo t-butyl hidroperóxido. *Biotechnol Ther* 1994; 5:117-26.

36. Langsjoen PH, Vadhanavikit S, Folkers K. Resposta dos pacientes das classes III e IV da cardiomiopatia à terapia num estudo cruzado do tipo duplo-cego com coenzima Q10. *Proc Natl Acad Sci* 1985; 82:4240-4244.

37. Brevetti G. Aumento da distância percorrida por pacientes com doença vascular periférica tratada com L-carnitina. Um estudo do tipo duplo-cego e de cruzamento. *Circulation* 1988; 77:767-773.

38. Cherchi A. Efeitos da L-carnitina no exercício da tolerância dos casos de angina crônica estável. *Int. J. Clin Pharmacol Ther Toxicol* 1985; 23:569-72.

39. Gibson C, Gelenberg A. Tirosina para depressão. *Adv Biol Psychiat* 1983; 10:148-59.

40. Cohen BM. A colina no tratamento de problemas de memória em adultos mais velhos; um estudo *in vivo* no espectroscópio da ressonância magnética do próton. *JAMA* 1995; 274(11): 902-907.

41. Hoyer S. Possibilidades e limites da terapia das desordens do conhecimento nas pessoas mais velhas. *Z Gerontol Geriatr* 1995; 28:457-62.

42. Harrer G, Sommer H. Tratamento da depressão benigna e moderada com Hipéricon. *Phytomedicine* 1994; 1:3-8.

43. Kreitsch K. Predomínio, sintomas notados e características psicológicas de pessoas que sentem distúrbios relacionados com a disposição de ânimo ligados à alimentação. *Behav Ther* 1988; 19:593-604.

44. Benton D. O impacto da suplementação do selênio no ânimo das pessoas. *Biological Psychiatry* 1991; 29:1092-98.

45. Murphy JJ. Experiência casual do tipo duplo/cego, controlada com placebo, do uso da matricária na prevenção da enxaqueca. *Lancet* 1988; 2:189-92.

46. Lindahl O. Estudo do tipo duplo-cego de um preparado feito com valeriana. *Pharmacol Biochem Behav.* 1980; 32:1065-6.

47. Wyatt RJ, Zarcone V, Engleman K, Dement WC, Snyder F, Sjoerdsma A. Efeitos do hidroxitriptofan no sono das pessoas normais. *Electroencephalography and Clinical Neurophysiology* 1971; 30: 505-9.

Leituras Adicionais

A relação que apresentamos a seguir não pretende, de maneira alguma, ser uma lista completa ou exaustiva de referências a respeito das várias terapias de medicina complementar e de algumas questões e tópicos discutidos neste livro. Todavia, esses livros, revistas e periódicos profissionais devem se revelar úteis para pacientes e leitores leigos que neles estiverem interessados, bem como para médicos e profissionais de áreas afins.

Livros

Achterberg, Jeanne, Barbara Dossey e Leslie Kolkmeier. *Rituals of Healing: Using Imagery for Health and Wellness.* Nova York: Bantam Books, 1994.

Ackerman, Diane. *A Natural History of the Senses.* Avenel, N.J. Random House Value Publishing, 1993.

Barnard, Neal. *Food for Life: How the New Four Food Groups Can Save Your Life.* Nova York: Crown Publishers, 1993.

Bassano, Mary. *Healing with Music and Color: A Beginner's Guide.* York Beach, Me.: Samuel Weiser, 1992. [*A Cura pela Música e pela Cor*, publicado pela Editora Cultrix, São Paulo, 1995.]

Beinfield, Harriet. *Between Heaven and Earth: A Guide to Chinese Medicine.* Nova York: Ballantine Books, 1990.

Benson, Herbert. *The Relaxation Response.* Nova York: William Morrow, 1975.

Benson, Herbert e Eileen M. Stuart. *The Wellness Book: The Comprehensive Guide to Maintaining Health and Treating Stress-Related Illness.* Nova York: Simon & Schuster, 1992.

Blevi, Viktor e Gretchen Sween. *Aromatherapy.* Nova York: Avon Books, 1993.

Brennan, Barbara Ann. *Hands of Life: A Guide to Healing Through the Human Energy Field*. Nova York: Bantam Books, 1987. [*Mãos de Luz*, publicado pela Editora Pensamento, São Paulo, 1990.]

Burton Goldberg Group. *Alternative Medicine: The Definitive Guide*. Puyallup, Wash.: Future Medicine Publishing, 1993.

Capra, Fritjof. *The Tao of Physics: An Exploration of the Parallels Between Modern Physics and Eastern Mysticism*. Boston, Shambhala, 1975. [*O Tao da Física*, publicado pela Editora Cultrix, São Paulo, 1980.]

Chopra, Deepak. *Perfect Health: The Complete Health Mind-Body Guide*. Nova York: Harmony Books, 1990.

Christiansen, Alice. *The American Yoga Association Beginner's Manual*. St. Louis: Fireside Books, 1987.

Crandall, Joanne. *Self-Transformation Through Music*. Wheaton, Ill.:Theosophical Publishing House, 1988.

Csikszentmihalyi, Mihaly. *Flow: The Psychology of Optimal Experience*. Nova York: HarperCollins, 1990.

Dossey, Larry. *Meaning & Medicine: Lesson from a Doctor's Tales of Breakthrough and Healing*. Nova York: Bantam Books, 1991.

Dossey, Larry. *Prayer is Good Medicine: How to Reap the Healing Benefits of Prayer*. Nova York: HarperCollins, 1996. [*Rezar é um Santo Remédio*, publicado pela Editora Cultrix, São Paulo, 1999.]

Eisenberg, David, com Thomas Lee Wright. *Encounters with Qi: Exploring Chinese Medicine*. Nova York: W. W. Norton, 1995.

Epstein, Gerald. *Healing Visualizations: Creating Health with Imagery*. Nova York: Bantam Books, 1989.

Foster, Steven. *Herbal Renaissance: Growing, Using and Understanding Herbs in the Modern World*. Layton, Ut.: Smith, Gibbs, 1993.

Frawley, David. *Ayurvedic Healing; A Comprehensive Guide*. Sandy, Ut.: Passage Press, 1989.

Fritz, Sandy. *Mosby's Fundamentals of Therapeutic Massage*. St. Louis: Mosby-Year Book, 1995.

Gach, Michael Reed. *Acupressure's Potent Points: A Guide to Self-Care for Common Ailments*. Nova York: Bantam Books, 1990.

Gladstar, Rosemay. *Herbal Healing for Women*. Nova York: Simon & Schuster, 1993.

Golan, Ralph. *Optimum Wellness*. Nova York: Ballantine Books, 1995.

Hamilton, Kirk. *Clinical Pearls in Nutrition and Preventive Medicine*. Sacramento, Cal.: IT Services, 1997.

Kabat-Zinn, John. *Wherever You Go There You Are: Mindfulness Meditation in Everyday Life*. Nova York: Hyperion, 1994.

Lockie, Andrew. *The Family Guide to Homeopathy: Symptoms and Natural Solutions*. Nova York: Simon & Schuster, 1993.

Lundberg, Paul. *The Book of Shiatsu*. Nova York: Simon & Schuster, 1992.

McDougall, John. *The McDougall Program for a Healthy Heart: Life-Saving Approach to Preventing and Treating Heart Disease.* Nova York: Dutton, 1996.
McDougall, John e Mary McDougall. *The New McDougall Cookbook.* Nova York: Dutton, 1993.
Mindell, Earl. *Earl Mindell's Good Food as Medicine.* Nova York. Simon & Schuster, 1994.
Moyers, Bill. *Healing and the Mind.* Nova York: Doubleday, 1993.
Norman, Laura. *Feet First: A Guide to Foot Reflexology.* Nova York: Simon & Schuster, 1988.
Ornish, Dean. *Dr. Dean Ornish's Program for Reversing Heart Disease.* Nova York: Ballantine Books, 1990.
Ornish, Dean. *Everyday Cooking with Dr. Dean Ornish: 150 Easy, Low-Fat, High-Flavor Recipes.* Nova York: HarperCollins, 1996.
Pizzorno, Joseph e Michael Murray. *Encyclopedia of Natural Medicine.* Rocklin, Cal.: Prima Publishing, 1991.
Prevention Magazine Health Books. *New Choices in Natural Healing: Over 1.800 of the Best Self-Help Remedies from the World of Alternative Medicine.* Emmaus, Pa.: Rodale Press, 1995.
Reid, Daniel. *The Complete Book of Chinese Health and Healing.* Boston: Shambhala, 1994.
Sadler, Julie. *Aromatherapy.* Nova York: Sterling Publishing, 1994.
Shealy, C. Norman, consultor org. *The Complete Family Guide to Alternative Medicine: An Illustrated Guide to Natural Healing.* Rockport, Me.: Element Books, 1996.
Siegel, Bernard. *Love, Medicine, and Miracles.* Nova York: Harper & Row, 1986.
Toussaint, Casserine. *Conquering Heart Disease: New Ways to Live Well Without Drugs of Surgery.* Boston: Little, Brown, 1994.
Ulman, Dana. *Discovering Homeopathy: Your Introduction to the Science and Art of Homeopathic Medicine.* Berkeley, Cal.: North Atlantic Books, 1991.
Weil, Andrew. *Eight Weeks to Optimum Health.* Nova York: Knopf, 1997.
Weil, Andrew. *Natural Health, Natural Medicine.* Boston: Houghton Mifflin, 1990.
Weiner, Michael e Kathleen Goss. *The Complete Book of Homeopathy.* Garden City, N.Y.: Avery Publishing, 1989.
Werbach, Melvyn. *Healing Through Nutrition.* Nova York: Harper-Collins, 1993.

Revistas e Periódicos

Advances: The Journal of Mind-Body Health
Alternative Health Practitioner
Alternative Therapies in Health and Medicine
Journal of Alternative and Complementary Medicine
Natural Health
New Age Journal
Total Health

Boletins Informativos

Dr. Stephen Sinatra's *HeartSense*
Phillips Publishing, Inc.
P.O. Box 60042
7811 Montrose Rd.
Potomac, MD 20859
800-211-7643

Dr. Andrew Weil's *Self Healing*
Thorn Communications
42 Pleasant St.
Watertown, MA 02172
612-926-0200

Dr. Julian Whitaker's
Health and Healing
Phillips Publishing, Inc.
P.O. Box 60042
7811 Montrose Rd.
Potomac, MD 20859
800-539-8219

Dr. Jonathan Wright's *Nutrition and Healing*
Publishers Mgt. Corp.
P.O. Box 84909
Phoenix, AZ 85071
800-526-0559 or 602-252-4477

Centros de Tratamento

Academy for Guided Imagery
Box 2070
Mill Valley, CA 94942
800-726-2070
Web site: www.healthy.net/agi

American Academy of Medical Acupuncture
5820 Wilshire Blvd., Suite 500
Los Angeles, CA 90036
800-521-2262

American Association of Naturopathic Physicians
2366 Eatlake Ave., E., Suite 322
Seattle, WA 98102
206-323-7610

American Chiropractic Association
1701 Clarendon Blvd.
Arlington, VA 22209
800-986-4636
Web site: www.amerchiro.org/aca

American Holistic Medical Association
4101 Lake Boone Trail,
Suite 201
Raleigh, NC 27607
919-787-5181

American Massage Therapy Association
820 Davis St., Suite 100
Evanston, IL 60201-4444
847-864-0123

American Yoga Association
513 S. Orange Ave.
Sarasota, FL 34236
800-226-5859

Ayurvedic Institute
11311 Menaul NE, Suite A
Albuquerque, NM 87112
505-291-9698

Bastyr University
14500 Juanita Drive NE
Bothwell, WA 98011
206-523-9505

Born Preventative Health Care Clinic
2687 44th Street, SE
Grand Rapids, MI 49512
616-455-3550

Center for Mind-Body Medicine
Dr. James Gordon, Director
5225 Connecticut Ave., NW, Suite 414
Washington, DC 20015
202-966-7338

Community and Family Medicine
Barrie Cassileth, Consulting Professor
Duke University Medical Center
Chapel Hill, NC 27514
919-942-8500

Complementary Care Center
Dr. Mehmet Oz and Jery
Whitworth, Co-directors
Columbia Presbyterian Medical Center
Milstein Hospital Bldg.
177 Fort Washinghton Ave.
New Yorl, NY 10032
212-305-9628

Elisabeth Kubler-Ross Center
SRA, Box 28
Head Waters, VA 24442
703-396-3441

Fetzer Institute, Inc.
9292 West KL Ave.
Kalamazoo, MI 49009
616-375-2000

Herb Research Foundation
1007 Pearl St., Suite 200
Boulder, CO 80302
800-748-2617

International Association of Yoga
    Therapists
109 Hillside Ave.
Mill Valley, CA 94941
415-381-0876

International Foundation for
    Homeopathy
2366 Eastlake Ave., E, Suite 325
Seattle, WA 98102
425-776-4147

International Institute of Reflexology
P.O. Box 12642
St. Petersburg, FL 33733
813-343-4811

Mind/Body Medical Institute
Deaconess Hospital
1 Deaconess Rd.
Boston, MA 02215
617-632-9525

National Center for Homeopathy
801 N. Fairfax St., Suite 306
Alexandria, VA 22314
703-548-7790
Web site: www.healthy.net/nch

Office of Alternative Medicine, National
    Institutes of Health
900 Rockville Pike
Bldg. 31, Rm. 5-B-38
Bethesda, MD 20892
800-531-1794

Oncara Intercultural Center
P.O. Box 70
Brandon, VT 05733
802-388-1237

Pacific Institute of Aromatherapy
Box 6723
San Rafael, CA 94903
415-479-921

People's Medical Society
462 Walnut St.
Allentown, PA 18102
800-624-8773

Preventive Medicine Research Institute
Dr. Dean Ornish, Director
900 Bridgeway, Suite 2
Sausalito, CA 94965
415-332-2525, ext. 222

Pritikin Longevity Center
2811 Wilshire Blvd., Suite 410
Santa Monica, CA 90402
800-421-9911

Program for Preventing or Reversing
   Coronary
Heart Disease
Dr. K. Lance Gould, Professor of
   Medicine
University of Texas
Medical School
6431 Fannin, Room 4.258 MSB
Houston, TX 77030
713-500-6611

Reflexology Research
P.O. Box 35820
Albuquerque, NM 87176
800-624-8773

Shealy Institute for Comprehensive
   Health Care
1328 E. Evergreen St.
Springfield, MO 65803
417-865-5940

St. Helena Hospital & Health Center
P.O. Box 250
Deer Park, CA 94576
800-358-9195

University of Maryland Pain Center
Dr. Brian Berman, Director
University of Maryland School of
   Medicine
Baltimore, MD 21201
410-706-3100

Whitaker Wellness Institute, Inc.
4321 Birch St.
Newport Beach, CA 92660
714-851-1550

Agradecimentos

Esta obra é conseqüência de experiências de vida que não teriam sido tão informativas ou agradáveis sem a orientação e a ajuda de inúmeros amigos. Esta lista é uma tentativa de agradecer a vários grupos de colegas. Não se trata absolutamente de uma lista completa, embora tenhamos tentado relacionar o maior número possível de pessoas. Temos uma imensa dívida de gratidão com os pacientes que compartilharam sua vida conosco e que nos permitiram documentar suas batalhas contra doenças que lhes ameaçavam a vida. Esperamos que nossas incursões no campo da medicina complementar nos permitam fazer com que esses desafios produzam crescimento pessoal e não apenas lembranças de obstáculos que foram superados. Muitos de vocês tiveram seus nomes citados no texto e esperamos conservar a amizade com muitos que não pudemos incluir mas cujas histórias, não obstante, merecem ser contadas.

Lisa e minha família, especialmente os nossos pais, Mustafa e Suna Oz, e Gerald e Emily Jane Lemole, proporcionaram a orientação que plantou as sementes a partir das quais se desenvolveu a nossa busca. Temos desfrutado a vida toda do apoio e da amizade de nossos irmãos Seval, Nazlim, Laura, Emily, Michael, Samantha e Christopher. Agradecemos aos nossos filhos pequenos, Daphne, Arabella e Zoe, pelo sacrifício do tempo que poderiam ter passado conosco mas que foi utilizado para criar este livro.

Meus colegas de profissão, que quase sempre se tornaram também amigos pessoais, sacrificaram-se para ensinar-me a essência da prática cirúrgica e para infundir num jovem curioso o "chi" de um cirurgião. Tive a sorte de ser discípulo do dr. Eric Rose, que demonstrou paciência e forneceu orientação tanto dentro como fora da sala de cirurgia. Os drs. Craig Smith, Jan Quaegebeur e Henry Spotnitz contribuíram para completar minha formação como cirurgião cardíaco. Os drs. Ken Steinglass e Mark Ginsberg ensinaram-me a especialidade de meu pai. Os drs Roman Nowygrod, David Stern e David Pinsky foram mestres incansáveis, especialmente nos meus primeiros anos de pesquisas cirúrgicas. O dr. Bashir Zikria, um intrépido e brilhante cientista, cirurgião e líder religioso, proporcionou-me *insights* que me estimularam a buscar novas aventuras em nosso campo.

A equipe de medicina complementar, sem a qual não teria sido possível o cuidado sistemático de pacientes desejosos de usar a medicina complementar, merece crédito pelo rápido crescimento do programa. Em particular, Jery Whitworth, com quem cresci tremendamente, proporcionou a organização e a energia vital necessárias para manter o nosso centro no rumo correto. Sarah Shaines, Geri Messer e Gil Binenbaum ajudaram a coordenar seu crescimento, junto com muitos terapeutas a quem eu e muitos de meus satisfeitos pacientes somos eternamente gratos. Voluntários como Julie Motz, estudantes de medicina e médicos residentes dedicaram inúmeras horas aos nossos esforços de pesquisas. Os drs. Dean Ornish e Sandy McClannahan foram pioneiros no campo da medicina complementar, e tenho para com eles uma grande dúvida intelectual, especialmente por abrirem os meus olhos para os prazeres da ioga.

Entre meus treinadores no campo do atletismo, onde foram travadas muitas das batalhas nas quais estive engajado nos anos de minha formação, incluem-se Steve Hyde, Harry Baetjer, John Pearson e George Stetson. Entre os meus guias espirituais estão Prescott Rogers, Hakki Oz, Cezmi Mutlu e Ivan Kronenfeld. Estou particularmente grato a Ivan e Anne por terem me ajudado a conceber a idéia deste livro e pela orientação proporcionada durante a minha navegação pelas águas, às vezes turbulentas, da medicina complementar.

A medicina complementar não funciona sem a cooperação de toda a equipe que cuida dos pacientes. Isso inclui os meus colegas anestesistas, as enfermeiras do centro cirúrgico, chefiadas por Flora Wong, as enfermeiras da unidade de terapia intensiva e as enfermeiras do andar térreo. Os médicos assistentes e residentes desempenharam um papel importante para o sucesso do tratamento clínico de muitos pacientes inscritos no nosso programa. Sou particularmente grato aos funcionários da administração, especialmente a Lidia Nieves, Diane Amato, Peggy

Haubert e Craig Evans, que nos proporcionaram uma ampla base de apoio.

A equipe de LVAD, incluindo Kathy Catanese, Margaret Flannery, Mike Gardocki, Howard Levin, Asim Choudhri e Donna Mancini, cujo trabalho em conjunto eu tanto aprecio, foi suficientemente tolerante para permitir que pacientes em estado crítico experimentassem a medicina complementar. A comunidade dos transplantes, incluindo médicos, enfermeiras coordenadoras, assistentes sociais e pacientes, proporcionaram um sólido apoio à medicina complementar, especialmente nos primeiros anos de sua aplicação no Columbia Presbyterian. O apoio dessas pessoas foi reforçado pela orientação dos administradores do Presbyterian Hospital e da Universidade de Columbia, os quais concordaram em estudar de forma rigorosamente científica as modalidades em questão, antes de formar um juízo a respeito. Muitos dos primeiros debates que levaram a essa decisão tiveram origem na comissão de triagem de medicina complementar, da qual faziam parte os drs. Don Kornfeld e Michael Leahey.

Os meus amigos da imprensa, que divulgaram os nossos esforços de forma cuidadosa e eloqüente, foram responsáveis por boa parte do nosso crescimento. Chip Brown — cujo excelente artigo no *New York Times Magazine* captou a essência do nosso programa — e Steven Dubner continuam sendo amigos íntimos. Os departamentos de relações públicas da universidade e, especialmente, do hospital, trabalharam fora do horário normal para tornar o nosso programa acessível aos interessados. Michaela Hamilton, Elisa Petrini, Mitch Douglass e Reid Boates proporcionaram-me a orientação necessária para que eu pudesse encontrar o meu caminho através do mundo literário e levar a cabo a elaboração deste livro.

Por fim, Lisa e Ron, meus co-autores, mantiveram viva a chama do meu entusiasmo durante as fases difíceis da criação do manuscrito. Ron, um escritor incansável e talentoso, tem um profundo conhecimento da medicina complementar e foi o parceiro perfeito para um exigente cirurgião cardíaco. Lisa, minha companheira na vida, foi o alicerce sobre o qual os centros de LVAD e de medicina complementar foram construídos. Ela tem estado ao meu lado durante as minhas mais dolorosas provações com pacientes graves e sempre me ressuscitou para que eu voltasse ao combate. Obrigado por tudo.